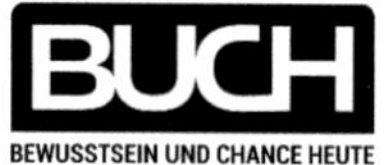
BUCH
BEWUSSTSEIN UND CHANCE HEUTE

Mareike Grebe
Sehstärke verbessern 8.0

www.verlag-buch.de

1. Auflage

ISBN 978-3-947183-13-5 (PRINT)

ISBN 978-3-947183-10-4 (EBOOK)

Buch- und Umschlaggestaltung: Verlag BUCH
Inhalt verfasst von: Mareike Grebe
Titelfoto: Lizenz von fotolia.com

Mareike Grebe

Sehstärke verbessern 8.0

Wirksame Selbsthilfen für besseres Sehen durch neu-modernes Augentraining und gezielte Nahrungsergänzung

Dazu 7 leckere Smoothie-Rezepte zur Steigerung der Sehkraft

---

www.verlag-buch.de

Inhaltsverzeichnis

MOD 2

MOD 3

MOD 4

MOD 5

MOD 6

MOD 7

MOD 8

Einleitung

Die Augen sind Teil des Körpers und daher können sie nur in Verbindung mit dem Körper optimale Leistungen erzielen. Eine Augenschule, die eine Verbindung der Augen zum kompletten Organismus fördert und gleichsam alle Muskelgruppen und Organe entspannt und harmonisiert, gilt als optimal. Dazu wird der Sto wechsel zu den Augen mit besonders für die Augen entwickelten Übungen anregt und gefördert.

Diese Augenschule soll den Sehsinn im wahrsten Sinne des Wortes rehabilitieren. Dieses Augentraining ergänzt um Erkenntnisse neuster wissenschaftlicher Forschung ergibt eine neue Augenschule. Sie basiert auf unterschiedlichen Erkenntnissen. Eine dieser Erkenntnisse ist, dass das menschliche Gehirn, in welchem auch der eigentliche Sitz des Sehvorgangs liegt, stets zwischen zwei Modi wechselt.

Was-Modus und Wo-Modus

Der erste dieser Modi ist der „Was-Modus“.

Hier fragt das Gehirn: „Was ist das, was ich da gearde sehe? Der zweite Modus ist der „Wo-Modus". Hier fragt das Gehinr: „Wo bin ich?" Oder auch: „Wo befinde ich mich gerade?" (innerhalb eines Raumes)? Für den Was-Modus benutzt das Gehirn die Sehgrube der Netzhaut und für den Wo-Modus die komplette Retina, das heißt die komplette Netzhaut. Diese wird in Verbindung mit den Informationen von den anderen Sinnen aktiviert. Diese **beiden Seh-Modi** sollten im besten Fall nicht abwechselnd, sondern eher **gleichzeitig aktiv** sein. Nur so werden die Ressourcen des Sehsinns komplett in bestmöglicher Verbindung mit anderen Sinnen wiedergeben und man beugt negativen Beeinträchtigungen der Sehfähigkeit vor.

Sitzen wir beispielsweise am Computer, wird der Wo-Modus so gut wie gar nicht benutzt. Eine Vereinseitigung des Sehsinns ist die direkte Folge und führt meistens zu Sehschwächen.

Regeneration der Augen

Eine weitere wichtige Erkenntnis ist, dass sich die biologische Sehkraft der Retina bei Dunkelheit regeneriert, während sie sich bei Lichteinfall verbraucht. Deswegen ist es so wichtig, bei Sonnenlicht eine gute Sonnenbrille zu tragen, um die Augen vor zu großem Lichteinfall zu schützen. Durch Dunkelpausen bei den Übungen, werden die Augen regeneriert, was zu einer optimalen Licht- und Farbsensibilität des Auges führt. Zusammen mit einer ausgewogenen Ernährung wird so die Sehkraft gesteigert.

Keine Sehhilfen während der Augenschule

Generell sollte man während der Augenschule keine Sehhilfen tragen. Dazu zählen sowohl Kontaktlinsen als auch Brillen. Diese sollte man während der Augenschule weder während der Übungen noch im Alltag danach tragen, sofern es für Sie gefahrlos möglich ist!

Ausnahme: Ist die Sehschwäche stark ausgeprägt, sollte man immer bei Bedarf eine etwas schwächere Sehhilfe tragen. Hier gilt: Verwenden Sie eine so´geringe Sehhilfe wie möglich und wie nötig. Der Erfolg der Augenschule wird für

Sie ohne (oder mit nur sehr geringer Sehhilfe) wesentlich besser ausfallen, als mit Sehhilfe.

Als Ergebnis der Augenschule benötigen viele Menschen eine schwächere Sehhilfe als zuvor, beziehungsweise bei einer sowieso schwach ausgeprägten Sehschwäche teilweise gar keine Sehhilfe mehr.

Unterschied zwischen Gesichtsfeld und Blickfeld

Die Begri e **Gesichtsfeld** und **Blickfeld** sind Bestandteil einzelner Übungen in den nachfolgenden Modulen. Die beiden Begri e haben eine unterschiedliche Bedeutung, die ich Ihnen nachfolgend kurz erläutern möchte:

Wenn wir geradeaus blicken, so ist das Gesichtsfeld genau jener Bereich, den wir dabei sehen, ohne das wir unsere Augen zusätzlich bewegen. Demgegenüber ist das Blickfeld der erweitertete Bereich, den wir sehen, wenn wir zusätzlich noch unsere Augen ganz weit nach links, nach rechts, nach oben und nach unten bewegen, ohne dabei unseren Kopf zu bewegen.

Der Aufbau des menschlichen Auges

Kommen wir zuerst zum Aufbau des menschlichen Auges und der Frage, wie dieses aufgebaut ist und wie es funktioniert. Da gibt es zum einen die Aderhaut, die für eine optimale Durchblutung und damit Nährsto zufuhr der Netzhaut sorgt. Die Blutzufuhr geschieht fast ausschließlich durch den Sehnerv und die Augenmuskulatur.

Des Weiteren gibt es im Auge eine Linse. Diese ist durchsichtig und sehr elastisch. Sie gibt auf Zug oder Druck nach und formt sich sowohl beim Fern-, als auch beim Nahsehen immer wieder in die Ursprungsform zurück.

Die Linse ist von einer Muskelfaser, dem sogenannten Ziliarkörper, umgeben. Beim Blick in die Ferne zieht sich der Ziliarkörper flach auseinander und beim Blick auf den Bildschirm oder auf die Nasenspitze ziehen sich dieser Muskel zusammen. Die Linse saugt Kammerwasser durch die Zellmembrane beim Sehen und kann so Schlackensto e abgeben. Das ist der Grund, warum die Linse meist ein Leben lang klar bleibt.

Darüber hinaus gibt es noch einen Glaskörper im Auge. Dieser sitzt im Innenraum des Augapfels und sorgt dafür, die Form des Augapfels zu bewahren. Durch den gleichmäßigen Druck an die Innenwand des Augapfels wird garantiert, dass sich die Netzhaut nicht ablöst. Zum Schutz vor äußeren Einflüssen liegt die durchsichtige Hornhaut wie eine Kuppel auf dem Augapfel und schützt ihn so.

Die Hornhaut bündelt etwa 50-60% des einfallenden Lichts auf die etwa sechs Millionen Zapfen, die an der Netzhaut sitzen. Die verbleibenden 40-50% des Lichts verteilen sich über die gesamte Netzhaut. Die Netzhaut, auch Retina genannt, ist der vorgelagerte Teil des Gehirns. Sie ist sehr dünn und nur am Sehnerv und dem Ziliarkörper befestigt. Sie enthält neben den bereits erwähnten sechs Millionen Zapfen, etwa 120 Millionen Stäbchen. Die Netzhaut ist der am stärksten durchblutete und nährsto bedürftigste Teil des gesamten Organismus.

Die Regenbogenhaut (Iris) reguliert den Lichteinfall.

Der Sehnerv besteht aus etwa einer Million gebündelten Nervenfasern und sorgt dafür, dass die Informationen, die durch die Netzhaut und das Auge in das visuelle Gehirn im Hinterkopf führen, verarbeitet werden.

Der Augapfel (vorderer Teil)

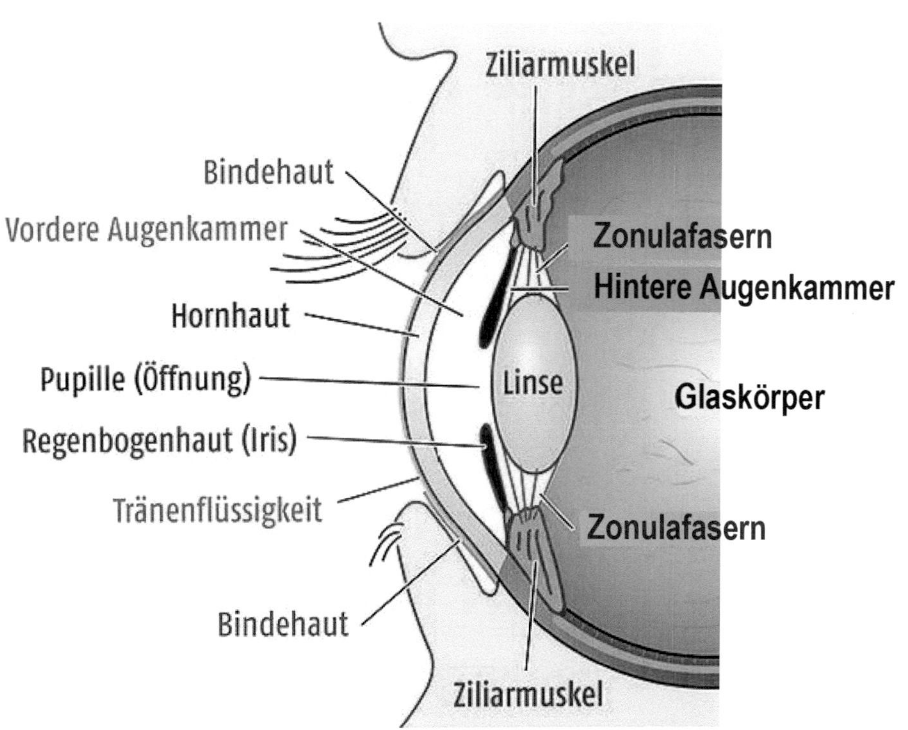

Der Augapfel (hinterer Teil)

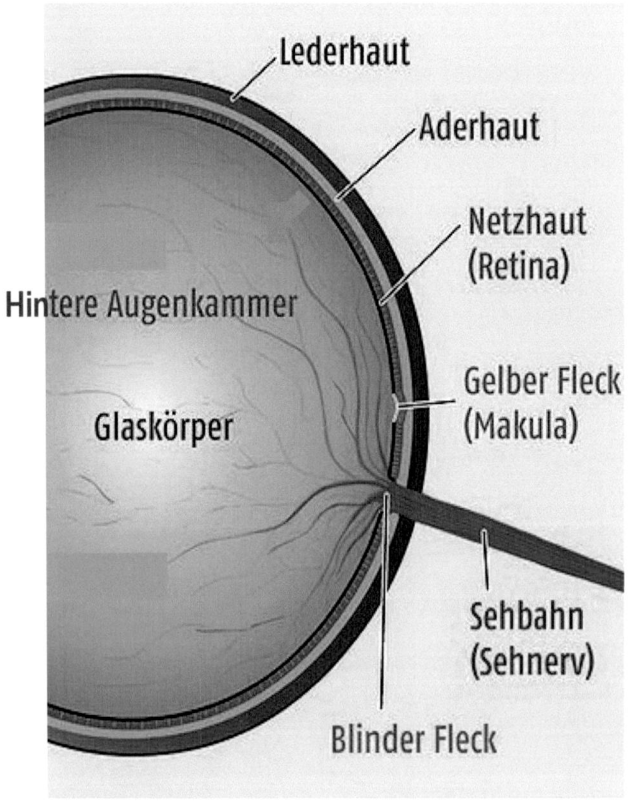

Nährstoffe für die Augengesundheit

Diese Augenschule regt den Sto wechsel der Augen und des gesamten Organismus an.

Aus diesem Grund´ist es so wichtig sich ausgewogen zu ernähren. Nur so ist die vollständige Regeneration der Augen möglich.

Die wichtigsten Nährstoffquellen

In der nachfolgenden Übersicht erhalten Sie einen Überblick darüber, welche Nährsto e für die Augen besonders wichtig sind:
So ist Vitamin A vor allem zur Vorbeugung der Nachtblindheit und für das Sehen bei Dämmerlicht wichtig. Vitamin B1, B2 und B12 helfen Ihnen bei Lichtempfindlichkeit. Die Vitamine C und E sorgen für eine ausreichende Blutzufuhr in und zu den Augen. Anthocyane verstärken die Blutgefäße der Augen und versorgen sie mit Sauersto und Nährsto en. Für intakte Augenlinsen sind Selen und Zink wichtige Versorger. Lutein ist ein wichtiger Sto , der das Auge vor einer Makuladegeneration schützt.

Zeaxanthin wirkt wie eine innere Sonnenbrille und schüzt das Auge indem es bestimmte Wellenlängen des Lichhts filtert.

Darüber hinaus wirken Safran und Omega-3-Fettsäuren sehkraftverbessernd. Safran und Omega 3 gelten als starke Antioxidantien (Radikalfänger) und Beschützer der Mikrozirkulation (Durchblutung der kleinsten Blutgefäße). Gerade Durchblutungsstörungen sind eine der Hauptursachen für viele Augenkrankheiten, wie etwal dem grünen Star oder der Makuladegeneration.

Die vorweg genannten Nährsto e sind auch in den Zutaten der nachfolgenden Rezepte vorhanden.

7 leckere Smoothie-Rezepte

Wir mischen die Power- und Sehkraftlieferanten als Smoothie. Einfach alle festen Zutaten klein schneiden und in einem Mixer pürieren.

Sehkraft-Smoothie 1		
Zutaten	**Menge**	**Wichtige Sehkraft-Lieferanten**
Möhrensaft	200 ml	Vitamin A, B, C, E, Kalzium, Magnesium
Heidelbeersaft	200 ml	Vitamin B, C, E, Kalzium, Magnesium, Anthocyane
Sonnenblumenöl	3 TL	Vitamin A, B, E, D, Kalzium, Magnesium, Selen, Zink
Aroniasirup	1 TL	Vitamin A, B, C, E, Kalzium
Wasser	Nach Bedarf	Leitungswasser, stilles Wasser

Sehkraft-Smoothie 2		
Zutaten	**Menge**	**Wichtige Sehkraft-Lieferanten**
Möhren	200 g	Vitamin A, B, C, E, Kalzium, Magnesium
Äpfel	200 g	Vitamin B, C, E, Kalzi-um, Magnesium
Bananen	90 g	Vitamin B, C, E, Kalzi-um, Magnesium
Salatgurken	80 g	Vitamin B, C, E, Kalzi-um, Magnesium
Wasser	Nach Bedarf	Leitungswasser, stilles Wasser

Sehkraft-Smoothie 3		
Zutaten	**Menge**	**Wichtige Sehkraft-Lieferanten**
Mango	1	Vitamin A, B, C, E, Kalzium, Magnesium
Ingwer	1 kl. Stück	Vitamin B, C, Kalzium, Magnesium
Apfel	1	Vitamin B, C, E, Kalzi-um, Magnesium
Bananen	2	Vitamin B, C, E, Kalzi-um, Magnesium
Zitrone	1	Vitamin B, C, E, Kalzi-um, Magnesium
Wasser	Nach Bedarf	Leitungswasser, stilles Wasser

Sehkraft-Smoothie 4		
Zutaten	**Menge**	**Wichtige Sehkraft-Lieferanten**
Limettensaft	250 ml	Vitamin A, B, C, Kalzium, Magnesium
Äpfel	2	Vitamin B, C, E, Kalzium, Magnesium
Ingwer	1 kl. Stück	Vitamin B, C, Kalzium, Magnesium
Sonnenblumenöl	3 TL	Vitamin A, B, E, D, Kalzium, Magnesium, Selen, Zink
Möhren	3	Vitamin A, B, C, E, Kalzium, Magnesium
Wasser	Nach Bedarf	Leitungswasser, stilles Wasser

Sehkraft-Smoothie 5		
Zutaten	**Menge**	**Wichtige Sehkraft-Lieferanten**
Orangen	2	Vitamin B, C, E, Kalzium
Ananas	200 g	Vitamin A, C, E, Kalzium, Magnesium
Safranfäden	4	Vitamin A, B, C, Kalzium, Magnesium
Chillischote	1 (klein)	Vitamin A, B, C, Kalzium, Magnesium
Wasser	Nach Bedarf	Leitungswasser, stilles Wasser

Sehkraft-Smoothie 6		
Zutaten	**Menge**	**Wichtige Sehkraft-Lieferanten**
Möhre	1	Vitamin A, B, C, E, Kalzium, Magnesium
Salatgurke	60 g	Vitamin B, C, E, Kalzium, Magnesium
Apfel	1	Vitamin B, C, E, Kalzium, Magnesium
Kurkumapulver	TL	Vitamin B, C, E, Kalzium, Magnesium
Wasser	Nach Bedarf	Leitungswasser, stilles Wasser

Sehkraft-Smoothie 7		
Zutaten	**Menge**	**Wichtige Sehkraft-Lieferanten**
Safranpulver	1 Msp.	Vitamin A, B, C, Kalzium, Magnesium
Mandarine	1	Vitamin A, B, C, Kalzium, Magnesium
Bananen	1,5	Vitamin B, C, E, Kalzium, Magnesium
Honig	1 TL	Vitamin C, Kalzium, Magnesium
Wasser	Nach Bedarf	Leitungswasser, stilles Wasser

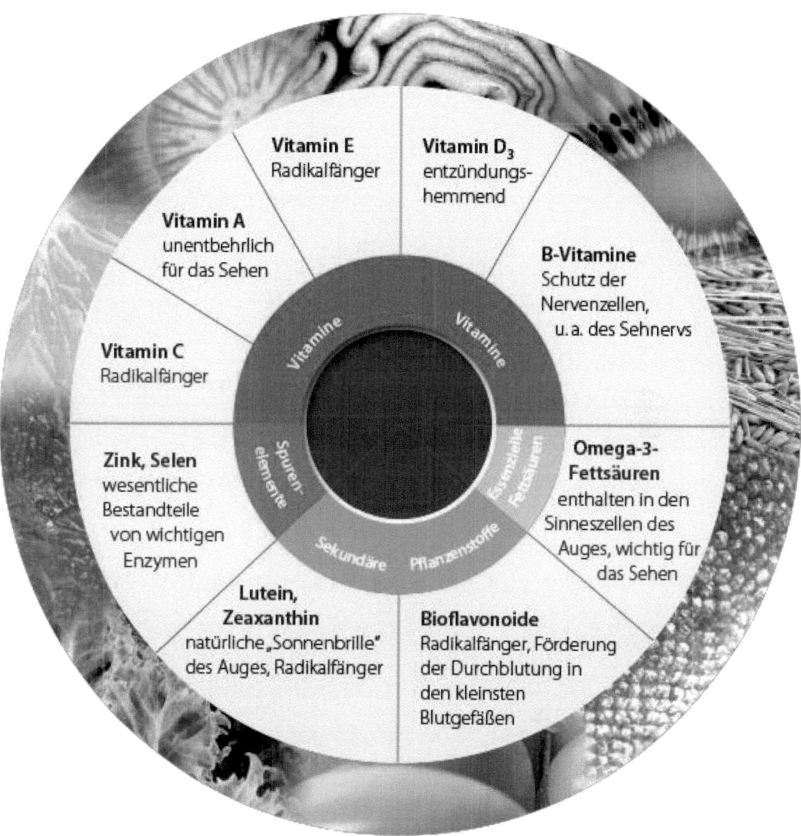

Akupressur und Augenbäder

Ebenfalls zur Selbstbehandlung dient die Augen-akupressur, die auch in der Traditionellen chinesischen Medizin (TCM) weit verbreitet ist, und nur eine Fingerdruckmassage und keine

Nadeln benötigt. Um Ihre Augen herum, am Nasenrücken und seitlich an den Augenbrauen können Sie Ihre Sehleistung stärken und Linderung bei verschiedenen Krankheitsbildern, wie beispielsweise Nasennebenhöhlenentzündungen, Migräne und Bindehautentzündungen, erwirken und ihnen vorbeugen.

Dazu drücken Sie bitte etwa zwei Sekunden beim Ausatmen mit den Daumen und den Zeigefinger auf die Punkte. Wichtig ist, dass Sie immer spiegelverkehrt auf beide Gesichtshälften drücken. Drücken Sie beispielsweise an das Ende der linken Augenbraue, so drücken Sie auch bitte gleichzeitig an das Ende der rechten Augenbraue.

Außerdem können Sie sogenannte Augenbäder durchführen. Diese Augenbäder dienen zur Reinigung von Bindehaut und Hornhaut, zur Erfrischung und auch insgesamt zur Befeuchtung der Augen nach langen Bildschirmarbeiten. Sie beugen einer Rötung und Überlastung der Augen sowie einer Bindehautentzündung vor. Augenbadewannen können Sie preiswert in der

Apotheke erwerben.

Darüber hinaus gibt es auch Augenruhekissen. Diese sind meist aus Seide oder Samt und mit Hirseschalen aus biologischem Anbau gefüllt. Sie können die nicht lebendig pulsierende Lebensenergie aufnehmen und durch eine Entspannung der Augenpartie auch eine Entspannung des gesamten Körpers unterstützen. Diese Augenkissen gibt es mit Kamille-, Lavendel- und Minzeduft im Reformhaus.

8-Tage-Sehschule

In acht folgenden Tagen lernen Sie täglich ein neues Trainingsmodul kennen. Die Sehschule besteht aus aufeinander aufbauende Modulen. Die zuerst erworbenen Übungen für die Augen und des Sehsinns werden in jeder der nachfolgenden Stufen noch einmal wiederholt und es wird darauf aufgebaut. Sie führen die Übungen der einzelnen Module nach Anleitung durch. Diese Übungen können Sie überall und jederzeit nach Lust und Laune ausführen. Nach kurzer Zeit werden Sie feststellen, dass Sie erheblich besser, bewusster und intensiver sehen können, aber auch kontrollierter und e ektiver atmen. Die Augenschule gilt somit als Selbsthilfeprogramm und kann jederzeit beliebig wiederholt werden.

Trotzdem besteht hier auch ein Unterschied, ob jemand eine Sehschwäche aufweist oder normal-sichtig ist. Deswegen sollte die Intensität der Übungen immer selbstreflektierend durchgeführt und wiederholt werden, bis eine Besserung eintritt. Selbstverständlich können die Übungen weiterhin auch prophylaktisch weitergeführt werden. Fehlsichtige können die vorhandene Sehleistung mit der Augenschule optimieren und stärken, Normalsichtige beugen Sehschwächen vor.

- Das **Modul eins** der Augenschule besteht darin, die Augen als Teil des Körpers anzusehen und die Augen gezielt entspannen zu können.
- Das **Modul zwei** sorgt für eine optimale Augenbeweglichkeit und fördert an diesem Punkt bereits die Sehschärfe.
- Das **Modul drei** besteht daraus, das Gesichtsfeld zu weiten und somit mit allen Sinnen schauen zu können.
- **Modul vier** berücksichtigt das Nahesehen und das Fernsehen. Somit soll ein Sehen in der Nähe und in der Ferne gewährleistet werden und auch ein regelmäßiges Wechseln zwischen den beiden Arten des Sehens.
- **Modul fünf** besteht daraus, sowohl mit beiden Augen, als auch mit einem Auge

sehen zu können und auch räumlich zu sehen.

- **Modul sechs** geht auf den Farbsinn des Auges ein und darauf, diesen zu beheben. Es geht ebenfalls auf die Stärkung des Sehsinns ein und zieht somit auch wieder Rückschlüsse auf das Modul zwei.
- Das **Modul sieben** hat als Ziel, die bildhafte Fantasie anzuregen und somit auch das visuelle Gedächtnis.
- Abschließend soll das **Modul acht** darauf hinweisen, wie man im Alltag achtsam und bewusst sehen kann.

Aber es bleibt die Frage: Warum sollte man die Übungen durchführen? Was hat man davon, die Augenschule zu absolvieren? Ist es nicht Zeitverschwendung, sich um seine Augen zu kümmern, wenn die meisten Menschen sowieso am Computer arbeiten?

Nun die Antwort ist leicht: Immer mehr Menschen tragen heutzutage eine Brille oder Kontaktlinsen, Dewegen ist der Ansatz der Augenschule, einen bewussteren Umgang mit seinen Augen, seiner Sehstärke und seinem Sehsinn zu erreichen. Und darüber hinaus seine Augen nicht unnötig Gefahren, wie beispielsweise Strahlungen, auszusetzen.

Außerdem kann man mithilfe der Augenschule gezielt Sehschwächen oder auch Augenkrankheiten vorbeugen und sich bewusst werden, wie die Augen als Teil des Organismus mit dem Körper zusammenhängen und reagieren. Somit ist die Augenschule auch eine gute Möglichkeit sich und sein Sehen zu reflektieren, seine Schwächen und Stärken zu erkennen und Schwachstellen gezielt mit Übungen und Ernährung zu behandeln.

So ist es beispielsweise auch wichtig, optimal und ruhig zu atmen, um sich bewusst zu werden, wie der Sauersto gezielt alle Zellen des Körpers und somit auch die des Auges erreicht.

Neben der Augenschule ist es natürlich, wie bereits erwähnt, wichtig, sich ausgewogen zu ernähren, um eine gute Durchblutung des Auges und des visuellen Gehirns zu erreichen.

Bei vielen Menschen schwankt die Sehkraft bzw. die Sehschärfe im Verlauf des Alters aber auch im Verlauf des Tages sind Schwankungen erkennbar. Dies hängt mit dem Blutdruck und der daraus resultierenden Durchblutung des Auges zusammen. Sind wir erschöpft, so wirkt sich dies auch auf die Sehfähigkeit aus. Die Sehkraft wird schwächer, weil der Blutdruck teilweise sinkt und die Augen nicht mehr so gut durchblutet sind wie vorher. Sind wir euphorisch oder aufgeregt, so steigt der Adrenalinspiegel und auch der Blutdruck im Körper und die Seh- kraft verstärken sich. Wir sehen dann lichtvoller und farbintensiver. Dementsprechend sehen wir auch im Verlauf eines Tages nicht immer gleich scharf. Im Schnitt schwankt die Sehstärke innerhalb eines Tages um 0,25 Dioptrien, manchmal aber auch erheblich mehr je nachdem, welchen Einflüssen und Emotionen von Außen man ausgesetzt ist.

MOD 1 Entspannung und Versorgung der Augen

Im ersten Modul der Sehschule ist das Ziel, die Augen als Teil des Körpers anzusehen und auch gezielt entspannen zu können. Dementsprechend ist es auch wichtig, die Bereiche des Körpers, die mit den Augen zusammenhängen (also nicht nur der Blutdruck und die Atmung), immer auch bewusst mit einzubeziehen und zu entspannen.

Die äußere Augenmuskulatur, also die beiden Augäpfel, sind nur durch die jeweils sechs äußeren Augenmuskeln und den zwei Sehnerven mit dem Rest des Organismus verbunden. Dies wiederum bedeutet, dass alle Nährsto e, die im Körper oder in den Zellen gesammelt werden, im Augeninneren durch Adern in die Sehnerven und Augen gelangen. Anders verhält es sich mit den Schlackensto en, die bereits bei der Linse angesprochen wurden.

Die Schlackensto e werden nämlich durch die Venen und Lymphe wieder aus dem Auge heraus geleitet. Daher ´kann man sich vorstellen, das verspannte Augenmuskeln den Sto wechsel vermindern. Entspannte Augenmuskeln fördern den Sto wechsel und führen zu einer Verbesserung der Sehkraft.

Das der Kiefer ein durchaus wichtiger Teil beim Sehprozess ist, würden wahrscheinlich die wenigsten vermuten. Aber ein verspannter Kiefer schränkt das Gesichtsfeld ein und wirkt sich dementsprechend auf die Augen, beziehungsweise auch auf die Sehkraft aus. Der Grund liegt in den Nervenverbindungen zwischen den Augen und dem Kiefer. Wenn also ein Mensch sehr verbissen oder angespannt ist, und dadurch auch die Kiefermuskeln verspannt sind, wirkt sich diesdirekt auf das Blickfeld aus. Man hat dann einen sogenannten Scheuklappenblick.

Aber auch der Nacken als Engpass zwischen Kopf und Rumpf ist durchaus bedeutend als Teil des Sehprozesses. Im Nacken sitzen verschiedene Adern, Venen und wichtige Nervenstränge als Verbindung zum Sehzentrum des Gehirns.

Chronische Verspannungen oder auch Blockaden im Nackenbereich können sind daher häufig Ursache von Sehproblemen, da hier meist Nervenstränge blockiert werden und der Transport von Nährsto en zum Auge gestört wird.

Ebenso wichtig ist es stets auf sein Blickfeld zu achten und tagsüber nicht nur auf einen Punkt, beispielsweise auf den Bildschirm des Computers, zu schauen, sondern den Blick auch mal an eine andere Stelle zum Besipiel in die Ferne zu richten. Dabei sollte man den Was-Modus des Sehens immer im Zusammenspiel mit dem Wo-Modus verwenden und somit auch schauen, wo genau befindet man sich innerhalb eines Raumes oder auch draußen im Gelände. Auf diese Art und Weise kann man einfach, aber e ektiv, die Sehkraft verbessern.

Sauerstoff- und Nährstofftransport (Ü1)

Eine erste Übung kann man gleich morgens imBad durchführen oder auch mal eben zwischen- durch, beispielsweise bei Schreibtischarbeiten.

Sie geht auf das therapeutische Räkeln, Strecken und Gähnen ein. Gähnt man beispielsweise, so dehnen sich die Lungenflügel aus, die Lungenbläschen werden gefüllt und das Blut wird mit Sauersto versorgt. Das Strecken transportiert dabei das Blut und somit auch Sauersto und Nährsto e in die Nervenzellen und dement-sprechend auch in die Augen.

Beim Gähnen werden die Augen automatisch feucht, und dem Gehirn wird signalisiert, dass hier jemand wach wird. Durch die Feuchtigkeit und die Tränenflüssigkeit wird trockenen Augen vorgebeugt.

Energieversorgung der Augen aktivieren (Ü2)

Die zweite Übung kann mehrmals am Tag, zum Beispiel vormittags und nachmittags ebenfalls bei Büroarbeiten durchgeführt werden. Sie ist dafür da, dass Energie im Körper freigesetzt wird und diese Energie dann in Richtung der Augen fließt und die Sehkraft dort aktiv unterstützt.

Nun stellen Sie sich vor sich eine 8 vor oder malen sie sich auf ein Blatt Papier. Halten Sie dann das Blatt Papier nah ans Gesicht, wobei sich die Nasenspitze auf Höhe der Mitte der 8 befindet. Nun bewegen sich nur die Augen, nicht das komplette Gesicht, an den Konturen der 8 lang.

Diese Übung können Sie in verschiedenen Distanzen wiederholen. Die Nase bleit dabei stets auf Höhe der Mitte der 8. Diese Übung können Sie beliebig oft wiederholen, empfehlenswert sind allerdings zehn Wiederholungen.

Gezielte Entspannung der Augen (Ü3)

Die dritte Übung, die man immer mal wieder zwischendurch anwenden kann, bezieht sich auf die gezielte Entspannung der Augen. Diese Entspannungsübung kann im Liegen und im Sitzen durchgeführt werden und benötigt ein wenig Zeit und Ruhe. Sie können dafür eine bequeme Haltung einnehmen, bei dem Ihre Atmung nicht eingeengt wird. Sie sollten ganz frei und entspannt atmen können.

Nun reiben Sie Ihre Handflächen zusammen, damit sich die Hände gegenseitig erwärmen und sich mit Energie aufladen. Die warmen Handflächen werden anschließend sanft auf die geschlossenen Augen aufgelegt, wobei sich die Finger auf der Stirn überkreuzen. Die Handballen liegen auf den Wangenknochen auf. Die Hände und die Finger werden anschließend so zusammengeschoben, dass die Hände auf die Pupille drucken und dass kein Licht mehr ins Auge einfallen kann. Nun kann mit geschlossenen Augen gesehen werden.

Achten Sie auf Blitze, Lichtreflexe oder auf Farbverläufe. Atmen Sie dabei immer entspannt ein und aus und nehmen Sie entspannt war, was mit Ihren geschlossenen Augen passiert. Nehmen Sie dabei auch ganz bewusst die Wärme der Hände wahr und dass kein Licht ins Auge einfällt. Beim Beenden der Übung werden die Hände wieder langsam von den Handflächen gelöst, die Augen langsam geö net und somit an das Licht wieder gewöhnt.

Zu guter Letzt können Sie sich wieder wie bei Übung eins recken, strecken und auch gähnen, damit die Augen wieder gut durchblutet und mit genügend Energie und Feuchtigkeit über die Tränen versorgt werden. Hier merken Sie schnell, dass Sie intensiver und kontrastreicher sehen als zuvor.

Lichtbaden und optisches Fasten (Ü4)

Kommen wir nun zur vierten Übung. Hierzu benötigen Sie entweder die Morgensonne, die Nachmittagssonne oder auch die Abendsonne. Generell sollten sie die sehr grelle Mittagssonne vermeiden. Diese Übung zielt auf das sogenannte Lichtbaden ab.

Das **Lichtbaden** geschieht immer ohne Brille - egal ob „normale“ Einstärken-, Gleitsichtbrille oder Sonnenbrille. Für die Übung halten Sie die Augen geschlossen, um sie vor Blenden zu schütze´n.

Diese Übung können Sie nach Belieben im Garten, in einem Park oder am o enen Fenster durchführen. Für die Übung des Sonnenlichtbadens sollten Sie ihr Gesicht mit geschlossenen Augen der Sonne ausrichten und den Kopf horizontal hin und her bewegen. Tun Sie dabei so, als ob Sie über die linke, beziehungsweise über die rechte Schulter schauén - allerdings mit geschlossenen Augen.

Wenn man dies acht bis zehn Mal wiederholt, kann man auch mit geschlossenen Lidern jeweils die Gegenbewegung von Kopf und dem Lichtschein wahrnehmen. Wandert der Kopf beispielsweise nach rechts, so lässt sich der wahrgenommene Lichtschein immer weiter links verorten und umgekehrt. So kann man es auch bei einem Auf und Ab des Kopfes wahrnehmen. Bewegt man den Kopf nach oben, so wandert der Lichtschein nach unten und dies auch wieder umgekehrt. Auf diese Weise kann man den Kopf auch acht bis zehn Mal absenken und eine Gegenbewegung wahrnehmen, wieder alles mit geschlossenen Lidern. Durch das Lichtbaden werden die Pupillenreflexe derart angelegt, dass sich die Lichttoleranz deutlich steigern kann.

Außerdem kann man beim Sonnenlichtbaden nicht nur das Gesicht direkt der Sonne aussetzen, sondern auch ein sogenanntes Sonnenlichtfasten, beziehungsweise **optisches Fasten** durchführen. Dafür muss man das Gesicht der Sonne zuwenden und acht bis zehn Atemzügen lang die Hände so vor die Augen halten, dass kein Licht zu den Augen durchdringt. Manchmal erscheint beim Nachspüren des Lichtes in die Dunkelheit ein interessantes Farbphänomen, bei dem sich anschließend ein optisch täuschender Regenbogen in ein schwarzes Feld auflöst.

Durch die Übung des optischen Fastens können sich die Augen optimal an die Dunkelheit gewöhnen und sich so die Dämmerungssicht und auch die Dunkeladaption erheblich verbessern.

Buchstaben und Zahlen malen (Ü5)

Kommen wir nun zu Übung fünf, um direkt etwas für die Sehkraft zu tun. Dafür sollte man seinen Zeigefinger in einem Abstand von etwa 20 Zentimetern vor die Augen halten und den Blick auf die Fingerkuppe richten. Mit den

Fingern malt man dann Buchstaben oder auch Zahlen in die Luft und folgt diesen Zeichen mit den Augen. Dann stiegern Sie nach und nach die Geschwindigkeit, bis die Verfolgung kaum noch funktioniert. Zum Abschluss kurz die Augen schließen und bewusst langsam durchatmen.

MOD 2 Optimale Sehschärfe und Beweglichkeit fördern

Am zweiten Tag, beziehungsweise in der zweiten Woche ist es das Ziel, die Sehschärfe zu fördern, aber auch die Augenbeweglichkeit optimal aufzubauen.

Dafür sollte man aus dem ersten Modul das Gähnen, Rekeln und Strecken beibehalten und auch das optische Fasten übernehmen. Sonnenlichtbaden kann auch bei jeder sich bietenden Gelegenheit gerne mehrfach wiederholt werden.

Bei diesem Modul geht es vor allem darum, dass die optimale Sehschärfe aus dem komplexen Zusammenspiel aus optimaler optischer Brechkraft und der optimalen Augenbeweglichkeit besteht. Dies ist dann für fehlsichtig gewordene Augen, aber auch für normalsichtige Augen, die keine Sehhilfen, also keine Brille und keine Kontaktlinsen brauchen, und auch keine weitgreifenden Augenkorrekturen wie zum Beispiel Laser-OPs benötigen.

Augenmuskeln aktivieren (Ü1)

Für die Übung eins sollte man eine Faust ballen und sich diese in einem Abstand von etwa 30 Zentimeter vor die Augen halten. Nun die Finger so einrollen, dass zwischen dem eingedrehten Zeigefinger und dem Daumen ein kleines Loch erkennbar wird. Ein weitsichtiger Mensch kann durch ein kleines Loch in die Weite blicken und so Details in der Ferne schärfer sehen.

Kurzsichtige Menschen können durch ein kleines Loch blicken und so zum Beispiel einen Beipackzettel mit kleiner Schrift lesen, die man sich hinter die Faust mit dem kleinen Loch halten kann.

Erkennt man für sich die eine oder auch die andere Sehschwäche, sollte diese Übung immer entgegengesetzt durchgeführt werden. Kurzsichtige Menschen blicken deshalb in die Ferne und weitsichtige auf einen Beipackzettel.

Diese Übung kann beliebig oft wiederholt werden. Sie ist deshalb so sinnvoll, weil wir nur in der Netzhautmitte scharf sehen können, da nur dort

Rezeptoren dafür sitzen und durch das kleine Loch die einfallenden Lichtstrahlen direkt an die Stelle gelenkt werden können, ohne, dass diese durch eine Linse dorthin gelenkt und somit gebrochen werden müssen.

Deshalb muss sich auch der Augapfel immer auf die Mitte eines Objektes ausrichten, damit wir detailgenau sehen können. Dies geschieht mithilfe von **sechs äußeren Muskeln.**

Leuchten unsere Augen auf, sind wir interessiert an etwas. Dies ist damit zu begründen, dass etwa 60 kleine Mikrosaccaden Ruckbewegungen erzeugen, die in den sechs äußeren Muskeln stattfinden. Dadurch werden bei Interesse schnelle Blicksprünge erzeugt, die sich in vielen kleinen Lichtreflexen auf der Hornhautoberfläche sichtbar sind.

Lesen wir beispielsweise oder sitzen vor dem Bildschirm, so fokussieren sich die Augen nur auf eine Stelle und strengen sich an, wodurch diese Mikrosaccaden erlahmen oder die Blicksprünge gar nicht mehr stattfinden. Wenn wir zum Beispiel nach einer visuellen Anstrengung in den Spiegel blicken, dann bemerken wir schnell, dass die Augen nicht mehr funkeln, da sie überanstrengt sind.

Dementsprechend ist das Ziel dieser Übung, am zweiten Tag, dass die Augenmuskeln wieder beweglicher werden, damit beim Sehen die Mikrosaccaden unterstützt werden und das Funkeln in den Augen zurückkehrt.

Dieses Funkeln hat also nicht nur einen ästhetischen, sondern auch einen gesundheitlichen Hintergrund und fördert die Sehschärfe.

Ein Irrglaube bezüglich der Augenmuskulatur ist darüber hinaus, dass die Augenmuskeln nur unter besonderem Training die volle Leistung bringen. Bei der Augenmuskulatur ist dies nämlich genau umgekehrt. Augenmuskeln sind nur dann stark, wenn sie ihre Pausen bekommen und ab und zu entspannt werden. Das klingt auf den ersten Blick vielleicht paradox, aber sie gehören zu den feinen steuerbaren Muskeln des Körpers und reagieren nur auf Spannung optimal.

Deswegen sollte es bei den Übungen nie um gezieltes Augentraining, im Sinne einer hohen Belastung, gehen, sondern ganz im Gegenteil um eine Entspannung und Lockerung der Augenmuskulatur.

Tiefen- und Breitenwahrnehmung (Ü2)

Eine andere Übung dazu, Übung zwei, sollte zweimal am Tag durchgeführt werden. Optimal ist es, diese Übung einmal am Vormittag und einmal am Nachmittag durchgeführt werden.

Sie sollten sich so hinstellen, dass sie in die Ferne sehen. Stellen Sie sich dafür vielleicht vor ein Fenster und bringen Sie ihre Beine in einem sicheren Stand etwa schulterbreit auseinander. Nun können Sie mit dem ganzen Körper hin und her pendeln, indem sie das Gewicht des Körpers abwechselnd von einem Bein auf das andere verlagern und den Blick dabei zur Horizontlinie richten und Schultern und Arme ganz entspannt herabhängen lassen.

Nun können Sie mit den Augen wahrnehmen, wie sich der Horizont mit Ihnen bewegt. Wenn Sie dann noch etwas kräftiger hin und her schwanken und das Gewicht dabei auf die Außenkanten der Füße verlagern, können Sie sehen, wie die Horizontlinie noch schwungvoller mitzieht.

Wenn Sie beispielsweise vor einem Fenster stehen, können Sie sehen, wie der Horizont mitschwingt und wie der Fensterrahmen zusätzlich in die entgegen gesetzte Richtung pendelt. Diese entgegengesetzte Pendelbewegung von dem Vordergrund des Fensterrahmens und dem Hintergrund der Ferne können Sie ein paar Minuten lang bewusst wahrnehmen und mit verschiedenen Pendelgeschwindigkeiten hin und her wanken.

Dazu können Sie beispielsweise auch Musik anschalten, um den Entspannungse ekt noch intensiver zu gestalten. Nun können Sie langsam auspendeln und sehen wie sich Ihre Tiefen- und Breitenwahrnehmung verändert hat und Sie ganz entspannt wirken.

Schlangenlinien (Ü3)

Eine andere Übung, Übung drei, kann man gelegentlich zwischendurch ausführen.

Dazu sollten Sie Schlangenlinien zeichnen. Sie können beispielsweise mit der rechten Handfläche Ihr rechtes Auge abdecken und gleichzeitig mit dem linken Zeigefinger Schlangenlinien in die Luft malen. Nun können Sie mit dem linken geö neten Auge die Bewegung des Zeigefingers verfolgen und später nachvollziehen. Diese Bewegung können Sie immer mehr in alle Richtungen, sowohl in die Breite und in die Länge, als auch in die Tiefe ausweiten und weiterhin mit dem geö neten Auge die Bewegungen des Fingers in der Ferne verfolgen.

Nun können Sie mit der linken Handfläche das linke Auge abdecken und mit dem rechten Zeigefinger Schlangenlinien in die Luft zeichnen. Nun können Sie auch die Bewegungen des rechten Zeigefingers mit dem Blick des rechten Auges folgen und auch diese Bewegung immer weiter in die Länge, Breite und Tiefe ausweiten.

Lösen Sie die Hand wieder locker vom Auge und reiben Sie die Handflächen so lange aneinander, bis sie warm werden. Anschließend können Sie direkt in die Übung des optischen Fastens übergehen. Dies machen Sie nach Möglichkeit wieder acht Atemzüge lang.

Der imaginäre Nasenpinsel (Ü4)

Übung vier können sie dazu noch gelegentlich zwischendurch machen, falls Sie zum Beispiel im Büro viel lesen müssen und die Buchstaben auf Ihrem Schreibtisch verschwimmen.

Hierzu stellen Sie sich mit o enen Augen vor, dass Sie einen Pinsel auf der Nasenspitze befestigt haben, wo Sie etwas in der Ferne, was Sie sich in Ihrer Fantasie vorstellen, ausmalen, umranden oder nachzeichnen.

Nun malen Sie mit ihrem imaginären Pinsel das vorgestellte Bild oder die Buchstaben aus, und verfolgen diese mit Ihren Augen.

Nachdem Sie dann die Buchstaben oder die Bilder mit ihrem imaginären Deckweiß ausgemalt und umrandet haben, können Sie die Augen wieder eine Weile lang mit dem optischen Fasten abschirmen und die Wirkung dieser Übung nachspüren.

Nun können Sie die Augen wieder ö nen und feststellen, dass Ihnen die vorliegenden Buchstaben vielleicht schwärzer oder auch kontrastreicher als vorher vorkommen. Nun können Sie sehen, dass die Kontrastintensität durch die Mikrosaccaden gesteigert werden konnte und dementsprechend die Sehstärke sofort gefördert werden konnte.

Im Büro können Sie immer wieder auf diese Weise etwas imaginär umranden. Falls Sie fehlsichtig sind, können Sie auch probieren, verschwommene Buchstaben nachzuzeichnen und mit einem imaginären Deckweiß auszumalen. Diese Übung kann beidäugig ausgeführt und jederzeit, beispielsweise beim Warten auf den Zug oder auf den Bus und selbst beim Fernsehen, wiederholt werden, um die Augen zu entlasten.

MOD 3 Mit der gesamten Netzhaut sehen (Gesichtsfeld erweitern)

Wir kommen nun zum Modul drei, welches man am dritten Tag ausführen sollte. Ziel ist dabei, das Gesichtsfeld zu erweitern.

Hier sollte man wieder das therapeutische Gähnen, Rekeln und Strecken beibehalten und auch das Sonnenlichtbaden und das optische Fasten können die nachfolgenden Übungen in Woche oder Tag drei unterstützen. Das optische Fasten wird generell sehr oft und sehr gerne empfohlen, da es die Augenmuskulatur entspannt und somit ebenfalls zu einer besseren Wahrnehmung durch die Augen führt. Aber auch das Umranden der Gegenstände und Buchstaben durch den Nasenpinsel kann jederzeit wiederholt werden.

In dem Modul drei geht es vor allem darum, mit der gesamten Netzhaut zu sehen und nicht nur mit einer Stelle des Auges, wo das schärfste Sehen stattfindet. Somit werden die Augen etwas entlastet, da das Sehen nicht nur an einer Stelle stattfindet, sondern sich auf das gesamte Auge, beziehungsweise die gesamte Netzhaut, verteilt.

Nun wurde bereits erwähnt, dass das Gehirn zwischen zwei Sehweisen wechseln kann.

Der Was-Modus ist dabei an die Netzhautmitte und somit auch an die Sehschärfe gekoppelt. Wir können nur mit dieser kleinen Stelle von einem Millimeter Durchmesser dort im Auge und den dort befindlichen sechs Millionen Zapfen scharf sehen. Die Hornhaut und die Linse im Auge können dann die einfallenden Lichtstrahlen zur Hälfte auf diese Stelle bündeln. Das Gehirn erkennt dann die Information mit dem Gedächtnis gespeicherten Informationen und kann somit erkennen, was das ist, was wir dort fokussieren.

Die andere Hälfte des einfallenden Lichtes im Auge kann durch die Gewebestruktur von Linse und Hornhaut über die gesamte Fläche der Netzhaut im Auge verteilt werden. Dies ist nun wesentlich wichtiger als nur die Sehschärfe, da in den äußeren und äußersten Bereichen der Netzhaut die Bewegungssensoren der Netzhaut sitzen, die alle Bewegungen im Gesichtsfeld wahrnehmen.

Die 120 Millionen im Auge befindlichen Stäbchen erkennen dabei die Helligkeit und die Kontrastveränderung, die wir zum Beispiel für eine räumliche Wahrnehmung benötigen. Mit ihrer Hilfe können wir Farben im kompletten Gesichtsfeld wahrnehmen.

Ebenfalls im Gesichtsfeld des Auges sitzen Sensoren, die auch die anderen körperlichen Sinne aktivieren, beziehungsweise mit ihnen im Austausch und Zusammenhang stehen. Nur dadurch können wir auch mit allen Sinnen gleichzeitig unsere Umgebung wahrnehmen und auf sie ganz bewusst und mit gezielten Aktionen reagieren.

Wenn man mithilfe der Übungen den Wo-Modus aktiviert, kann das Gehirn umschalten, sodass die anderen Sinne aktiviert werden und innerhalb des Sehsinns die Wahrnehmung kontrastreicher, bewegter, farbenfroher und auch räumlicher wird auch wenn dabei direkte Details nicht unbedingt schärfer gesehen werden können.

Das variable Blickfeld - Ziehharmonika (Ü1)

Eine Übung, die man gelegentlich zwischendurch ausführen kann, ist die Ziehharmonika Übung. Dafür sollten Sie sich ein etwas in ihrem Blickfeld interessantes Motiv aussuchen, zum Beispiel eine Pflanze oder auch ein bestimmtes Bild, und dies mit ihren Handflächen einrahmen. Nun ziehen Sie die Handflächen langsam auseinander, wobei der Blick weiterhin auf dem ausgewählten Objekt gerichtet bleibt.

Sie können nun wahrnehmen, was noch alles zwischen ihren Händen dazu kommt, bis die Handflächen endgültig aus ihrem Gesichtsfeld verschwinden. Nun können Sie die Handflächen mehrmals waagerecht auseinander bewegen und wieder zusammenziehen, als wenn Sie ihr Motiv berühren möchten. Wenn Sie das Motiv visuell mit den Händen berühren, dann sagen Sie sich im Geiste „Ich berühre dich“ und wenn Sie die Hände weiter auseinandernehmen, dass sagen Sie „Ich gebe dir Platz“.

Danach führen Sie das Gleiche senkrecht durch, als ob Sie eine Jalousie ö nen und anschließend das gleiche noch einmal diagonal in jede Richtung ausführen. Diese Übung kann dann mit einem optischen Fasten für acht Atemzüge lang beendet werden.

Gesichtsfeld entspannen und Blickfeld erweitern (Ü2)

Bei einer anderen Übung, Übung zwei, können Sie ihr Gesichtsfeld kitzeln, diese Übung können Sie auch gelegentlich zwischendurch machen, oder zum Beispiel auch vor Nachtfahrten oder Abendspaziergängen.

Dafür sollten Sie sich bequem aufrecht stellen mit Blick in die Weite, beziehungsweise Raumtiefe. Achten Sie darauf, dass Sie nicht direkt etwas vor sich stehen oder liegen haben und sich frei entfalten können.

Nun können Sie ihre Hände auf die Höhe Ihrer Ohren halten und können nun beginnen, mit beiden Händen an den Ohren zu wedeln, aber dabei den Blick streng nach vorn richten. Nun beginnen´Sie das Gesicht am äußersten Rand zu kitzeln. Ihr Blick bleibt dabei weiterhin nach vorn gerichtet und dabei ganz entspannt und weich.

Wenn Sie bei der Übung lächeln, wird sich ihr Gesichtsfeld weiter ö nen und Sie bekommen diese Bewegung noch weiter ins Gesichtsinnere mit.

Diese Übung entspannt das Gesichtsfeld sowie alle Muskeln, inklusive der Nackenmuskulatur und weitet dabei den Blick und das Blickfeld.

Sie können mit beiden kitzelnden Händen links und rechts im Gesichtsfeld unterschiedliche Bewegungen ausführen. Die eine Hand kann dabei höher sein und kitzeln als die andere Hand oder anders vor und zurück bewegt werden.

Diese Übung kann wiederum acht Atemzüge lang mit dem optischen Fasten abgeschlossen werden. Suchen Sie sich dazu einen ruhigen Ort, entspannen Sie sich und schließen Sie dabei die Augen.

Meditatives Gehen und Sehen (Ü3)

Auch in der Mittagspause oder auch generell bei Spaziergängen kann das meditative Gehen und Sehen durchgeführt werden. Bei Spazierengehen in der Mittagspause kann man sich zum Beispiel einen schönen begrünten Weg im nächstgelegenen Park oder Wald suchen und den Blick in die Weite richten.

Nun können Sie **in den Augenwinkeln wahrnehmen**, ohne dabei nach links oder rechts zu sehen, dass sich alles dort Befindliche nach hinten aus ihrem Blickfeld heraus zu bewegen scheint. Sie werden dabei ein Gleiten wahrnehmen, dass sich ihrem Schritttempo anpasst.

Wenn Sie nun weiterhin den Blick ans Ende des Weges heften, können Sie nun seitlich Bäume oder Büsche wahrnehmen, die im Gehen links und rechts immer näherkommen und so nach hinten im Gehen wegziehen. Sie können nun mit o enem Fokus und weitem Blick alles gleichzeitig rechts und links Befindliche auf sich zukommen und nach hinten weg ziehen sehen.

Vielleicht benötigen Sie dafür mehrere Anläufe, um genau wahrnehmen zu können, wie die Pflanzen zuerst in Ihr Blickfeld kommen und anschließend nach hinten verschwinden und sich alles rechts und links befindliche gleichzeitig bewegt. Aber es lohnt sich allemal, es zu probieren.

Sie werden mit allen Sinnen wahrnehmen, was um Sie rum vorbeizieht und weht. Sie können Geräusche wahrnehmen, aber auch Gerüche, Formen und Farben, Bewegungen und Empfindungen wie Kälte, Wärme und Wind etc. Ihre Wahrnehmung ist bis zum Horizont zu allen möglichen Seiten o en, ohne etwas Spezielles zu fixieren.

Nun können Sie sich in Ihrem eigenen Tempo selbst als aktiven Bestandteil der Umwelt erleben und sich kurz als „Mittelpunkt der Welt“ sehen.

MOD 4 Nahesehen und Fernsehen verbessern

Nun befinden wir uns beim vierten Tag, beziehungsweise in der vierten Woche und das Ziel ist es, das Nahsehen und das Fernsehen zu verbessern.

Aus dem Modul drei kann das therapeutische Gähnen, Rekeln und Strecken beibehalten werden sowie zu sich jeder bietenden Gelegenheit das Sonnenlichtbaden und auch wieder das optische Fasten. Sie können weiterhin Übungen zur Blicklockerung durchführen, indem man sich den imaginären Nasenpinsel und das Umranden und Zeichnen von Schlangenlinien vorstellt. Aber auch die Ziehharmonika Übung und das meditative Gehen und Sehen können so oft es geht wiederholt werden, um das Nahesehen und Fernsehen zu verbessern.

In diesem Modul geht es hauptsächlich darum, dass unsere Augen die Fähigkeit haben, ihre Sehschärfe auf wechselnde Entfernungen einzustellen. Das Naheehen und das Fernsehen geschieht vor allem mit Hilfe einer elastischen Linse, die sich im Inneren des Augapfels und des ringförmig, die Linse umgebenden Ziliarkörpers befindet. Diesen Vorgang nennt man Akkommodation.

Hier geht es darum, die optimale Elastizität der Augenlinse zu fördern und die Linsenmuskulatur in den Augen zu lockern und zu aktivieren. Wenn diese Muskulatur nämlich nachlässt, oder nicht mehr elastisch genug ist, kann man von Altersweitsichtigkeit oder auch von Alterssichtigkeit sprechen.

Demensprechend geht es in diesem Modul vor allem darum, der Alterssichtigkeit vorzubeugen, beziehungsweise ihr entgegen zu wirken. Bei einer Alterssichtigkeit kann man nicht mehr viele oder gar keine winzigen Details wahrnehmen und hat viel mehr den Weitblick oder einen Überblick auf die Dinge.

Die Augen-Klopf-Massage (Ü1)

Dazu gibt es mehrere Übungen. Eine der Übungen ist die Augen-Klopf-Massage. Diese Übung kann man am besten morgens durchführen. Dies kann man zum Beispiel gleich morgens beim Liegen im Bett durchführen, im Badezimmer oder auch unter der Dusche oder zum Beispiel auch morgens am Frühstückstisch, um noch einmal „richtig“ wach zu werden. Sie können sich nach einem herzhaften Rekeln, Strecken und Gähnen mit den Fingerkuppen sanft die Region um die geschlossenen Augen wachklopfen.

Nun können Sie an den Schläfen rechts und links mit den Fingerkuppen sanft beginnen und sich vorstellen, dass Ihre Augen in ihrem Gehirn signalisieren, dass Sie aufwachen sollen. Sie können dabei dem Klang des Wachklopfens lauschen, denn jeder Gesichtsknochen klingt dabei anders. Manchmal klingt es etwas dumpf und manchmal etwas tiefer.

Nun können Sie sich vorstellen, dass Sie alle Anstrengungen der letzten Stunden, Tage, Wochen oder auch Jahre sowie Sorgen und Lasten, die sich wie eine Lehmkruste um Ihre Augen gelegt haben, abwerfen und die Kruste nun beim Klopfen erst Risse bekommt und schließlich komplett abfällt.

Sie können mit den Zeigefingern klopfen, dabei mit den Fingern die Stirn hoch wandern und zum Nasenrücken hin klopfen, wo gegebenenfalls eine Brille sitzen würde. Dann stellen Sie sich vor, wie die Kruste der Brille ebenso abfällt, wie die von den beiden Augäpfeln.

Danach klopfen Sie weiter am unteren Rand der Augenhöhle entlang, direkt an den Wangenknochen und zur Schläfe zurück.

Wenn Sie mögen, beklopfen Sie auch den Hinterkopf, indem das Sehzentrum des Gehirns sitzt. Sie werden nun richtig wach und stellen sich vor, dass auch hier eine imaginäre Lehmkruste abbröckelt.

Die fließende Hand (Ü2)

Eine weitere Übung dazu ist die fließende Hand, die man einmal morgens und einmal nachmittags oder abends durchführen sollte. Zweimal am Tag ist empfehlenswert. Diese Übung kann im Sitzen oder im Stehen ausgeführt werden.

Beginnen Sie damit, das rechte Auge mit der linken Hand zu bedecken und nun die rechte freie Hand so dicht vor das linke o ene und entspannt blinzelnde Auge heranzuführen, bis das Bild der Handlinien verschwimmt. Anschließend lassen Sie die Hand im weiten Bogen nach außen aus dem Blickfled verschwinden. Dann führen Sie die Hand wieder im Bogen vor das linke o ene Auge und danach wieder im gleichen Bogen zurück. Diese Übung sollten Sie insgesamt acht Mal wiederholen. Achten Sie ´dabei auf das Muster der Handlinien, wie es beim Heranführen zu verschwimmen scheint und beim Wegführen vom Auge wieder verschwindet.

Jetzt wechseln Sie die Hände und führen die Übung auf der anderen Seite aus.

Zum Abschluss ist es sinnvoll, wieder für acht Atemzüge das optische Fasten einfließen zu lassen.

Sofern Sie eine Brille oder Kontaktlinsen tragen, können Sie diese Übung einmal mit und einmal ohne Sehhilfe ausführen. Der Trainingse ekt ist so wesentlich größer, als wenn sie nur mit Sehhilfen ausführt wird.

Hier nun eine Übungsvarianten für **Fehlsichtige:**

Fehlsichtige legen zunächst die Sehhilfe beiseite. Mit Beginn der Übung decken sie mit der rechten Hand das rechte Auge ab. Sie führen die Übung optimal aus, indem sie tief einatmen, wenn sie die linke Hand zum linken Auge führen und beim Wegführen wieder entspannt ausatmen.

Weitsichtige stellen sich dabei vor, wie Sie das scharf gestellte Muster der Handlinien beim Einatmen mit in die Nähe nehmen.

Kurzsichtige stellen sich vor, wie sie das nahe und scharf gesehene Handlinienmuster beim Zurückführen der Hand auch noch in der Weite scharf sehen.

Nun wechseln Sie das Auge und führen die Übung, wie oben beschrieben erneut aus.

Blickstafette – Verschiedene Entfernungen (Ü3)

Die Übung drei, heißt „die Blickstafette“. Diese Übung kann immer zwischendurch ausgeführt werden, bei Büroarbeiten oder auch bei Arbeiten vor einem Bildschirm (hier am besten stündlich). Sie stellen sich im Freien mit Blick zum Horizont oder auch im Haus bzw. in der Wohnung vor ein Fenster.

Nun bedecken Sie bitte mit der rechten Hand das rechte Auge und wählen zwischen Nasenspitze und Horizont fünf markante Stationen aus.

Diese Übung sollte ohne Sehhilfe ausgeführt werden Brillenträger sehen zwar dann verschwommen, allerdings hat das keinen Einfluss auf den Trainingserfolg.

Die erste Station ist der direkt vor die Nasenspitze gehaltene Zeigefinger, der in etwa in der gleichen Entfernung wie ein Buch gehalten werden sollte.

Die zweite Station ist beispielsweise der Fenstergri , der in etwa einen Meter vom Körper entfernt sein sollte.

Für die Punkte drei und vier suchen Sie sich in fünf bis acht Metern Entfernung etwas Markantes und anschließend bitte einen Gegenstand, der sich in etwa in zehn bis 15 Metern Entfernung befindet.

Zum Schluss wählen Sie bitte einen Punkt am Horizont oder eine Wolke, die Ihnen besonders markant vorkommt.

Beginnen Sie damit den Blick von der Ferne, (z.B. an der Wolke) startend rückwärts zu wandern und durchlaufen Sie alle Stationen, bis Sie direkt auf Ihren Zeigefinger blicken. Dann blicken Sie bitte vorwärts, ebenfalls wieder alle Stationen durchlaufend, vom Zeigefinger bis zur Wolke.

Wechseln Sie jetzt das Auge und führen die Übung erneut durch.

Reiben Sie danach Ihre Handflächen aneinander und beenden die Übung wieder mit dem optischen Fasten für fünf Atemzüge lang.

MOD 5 Beidäugig und räumlich klarer sehen

Am fünften Tag beginnen wir mit dem fünften Modul. Hier ist das Ziel, beidäugig und räumlich klarer sehen zu können.

Aus den bisherigen Modulen sollten Sie bitte verschiedene Übungen beibehalten. So zum Beispiel nach dem morgendlichen Aufstehen das therapeutische Gähnen, Rekeln und Strecken und nach Möglichkeit so oft es geht auch das Sonnenlichtbaden. Ebenso sollten Sie zwischendurch mal einäugige oder auch beidäugige Beweglichkeitsübungen durchführen, wie zum Beispiel den Nasenpinsel.

Für Fehlsichtige sollte dies vielleicht mit einer Rasterbrille anstatt mit der „normalen" Sehhilfe oder ohne Brille bzw. Kontaktlinsen durchgeführt werden.

Wenn Sie länger spazieren gehen, können Sie auch zwischendurch immer mal wieder das meditative Gehen und Sehen einbauen und de

Rundum-Wahrnehmung mit allen Sinnen fördern. So kann man den Wo-Modus und das visuelle Gehirn bewusst aktivieren. Zum Beispiel können Sie dazu im Park oder im Wald einen Lieblingsweg finden, wo sich viele Büsche und Bäume am Wegesrand befinden, die bei dieser Übung nützlich sind.

Die Blickstafette ist eine weitere Übung, die Sie bei einem Blick aus dem Fenster nebenbei ausführen können, um das Nahsehen und das Fernsehen zu trainieren.

Das Sprichwort sagt, dass vier Augen mehr sehen als zwei Augen aber sehen zwei Augen auch automatisch mehr als ein Auge? Dieser Frage wollen wir nachgehen. Die beiden Augen eines Menschen arbeiten nämlich nicht immer optimal zusammen.

So kann es sein, dass das Gehirn zum Fokussieren manchmal nur ein Auge statt beide Augen verwendet. Dann ist ein ausgewogenes Sehen nicht möglich und ein Auge sieht mehr als das andere. Das Auge, welches mehr oder auch intensiver sieht, nennt man das dominante Auge.

Deshalb geht es in diesem Modul um das optimale Zusammenspiel der beiden Augen, denn nur dann ist eine stereoskopische Wahrnehmung möglich also eine 3-D Wahrnehmung, die räumlich und plastisch ausgerichtet ist.

Die Aktivierung beider Gehirnhälften (Ü1)

Dazu kann man wieder verschiedene Übungen ausführen. Die Übung eins kann aus den vorherigen Modulen wiederholt werden. Diese Übung bezieht sich auf die imaginäre acht, die man mit den Augen nachzeichnet. Diese Übung sollten Sie vielleicht einmal vormittags und einmal nachmittags durchführen.

Jede Augenübung, die von einer Körperhälfte über die senkrechte Körpermittelachse auf die andere Körperhälfte ausgeführt wird, aktiviert gleichzeitig die rechte und die linke Gehirnhälfte.

Dies ist in dieser Sequenz öfter vorzufinden, denn das komplette Gehirn wird durch die

Übungen angeregt und harmonisiert. Die Übung dauert im Schnitt nur zwei bis drei Minuten, lockert aber die komplette Muskulatur im Kopfbereich einschließlich der Augenmuskulatur auf, und ermöglicht so eine bessere Sicht.

Daumentor (Ü2)

Das Daumentor ist eine Übung, die man gelegentlich zwischendurch durchführen kann. Nehmen Sie dazu bitte ihre beiden Daumen zur Hilfe. Den einen Daumen halten Sie ausgestreckt in Armlänge vor die Nase und den anderen etwa 30 cm von der Nasenspitze entfernt. Blicken Sie im Folgenden auf den hinteren Daumen und kneifen schnell hintereinander die Augen im Wechsel zu.

Entweder springt der vordere Daumen mal nach links und mal nach rechts. Manchmal springt er aber auch nur zu einer Seite weg. Dies können Sie zuerst einmal ausprobieren. Wenn der vordere Daumen hin und her springt, sehen sie richtig, denn sie fokussieren mit beiden Augen.

Wenn der Daumen zu einer Seite wegspringt, haben sie ein dominantes Auge. Das Auge, bei dem der Daumen nicht oder weniger weit zur Seite springt, ist das dominante Auge   es muss aber nicht automatisch auch das Auge sein, mit dem man gefühlt schärfer sehen kann.

Nun blicken Sie mit beiden Augen mehrmals hintereinander auf den vorderen und auf den hinteren Daumen. So können Sie sehen, ob der nicht fokussierte Daumen doppelt erscheint. Auch dann ist alles richtig und Sie haben zwei gleichwertig sehende Augen.

Ist dies nicht der Fall, so kneifen sie dabei immer mal wieder ein Auge abwechselnd zu und können das Hin- und Her-Spiel des nicht fokussierten Daumens erkennen und nur an dem Punkt, wo beide Augen gemeinsam hinblicken, kann ein plastisches Bild des Daumens erscheinen.

Beim nicht fokussierten Daumen werden die Bildachsen der beiden Augen nicht zusammengeführt, weswegen dort das Gehirn durch jedes Auge einen anderen Daumen wahrnimmt. So sehen wir dort natürlicherweise das Doppelbild des Daumes, aber nur, wenn wir hier in der Übung darauf achten im Alltag unterdrückt das Gehirn die Doppelbilder, sodass sie nur in Stresssituationen auftreten.

Diese Übung können sie auch wieder acht Atemzüge lang mit dem optischen Fasten beenden.

Sie können dabei die Augäpfel durch kleine Kopfbewegungen wiegen und schaukeln und erzeugen dadurch Brummtöne und Vibrationen bis ins Auge hinein, was auch als „tönende Augenmassage" bezeichnet wird denn wir können die Augenmuskeln nicht von außen massieren. Aber die vom Kehlkopf ausgehenden Brummtöne werden über den Kiefer in die Augenhöhlen geleitet und sind somit bis in die Augäpfel spürbar. Diese Übung sollte immer wieder zwischendurch angewandt werden.

Kombinationsübungen (Ü3)

Eine andere Übung ist wie bereits beschrieben

die Übung mit dem Nasenpinsel, die sie zwischendurch auch in Kombination mit dem therapeutischen Gähnen, Rekeln und Strecken ausführen können. Anschließend können Sie noch einmal eine 3-D Figur oder eine Person ansehen und diese imaginär umranden. Dies lockert ebenfalls die Augenmuskulatur auf. Die Übung können Sie bei jeder Gelegenheit durchführen. Gehen Sie doch einmal durch ein Kaufhaus oder durch einen Park verbinden Sie dies vielleicht auch mit dem therapeutischen Gehen und Sehen und umranden Sie eine Person und ihre Umrisse von hinten und eine von vorne und achten Sie dabei bewusst auf die Unterschiede. Sie können auch einen Pappaufsteller aus der Werbung neben der Rolltreppe im Kaufhaus, einen Dekorationsartikel ihrer Wahl, vielleicht eine Vase verwenden. Um zu Hause zu üben, können Sie sich auch eine kleine Figur basteln.

MOD 6 Farbsinn beleben und Netzhaut stärken

Wir kommen zum sechsten Tag und damit zum sechsten Modul. Das Ziel des sechsten Moduls ist es, den Farbsinn zu beleben und so auch die Netzhaut zu stärken. Aus den bisherigen Modulen sollten Sie das spontane und regelmäßige Üben des Sonnenlichtbadens und des meditativen Gehens und Sehens einfließen lassen, aber auch das therapeutische Gähnen, Rekeln und Strecken und zum Beenden jeder Übung das optische Fasten. In diesem Modul der Augenschule geht es gezielt darum, eine erstaunliche Fähigkeit ihres Sehsinns kennenzulernen. Denn Ihr visuelles Gehirn kann in Reaktion auf außen gesehene Farben, innere Farben (Nachbildfarben) von großer Brillanz und Schönheit produzieren und dabei Ihre Farbwahrnehmung steigern und verfeinern. Der gesamte Vorgang stärkt die Sehkraft und die Durchblutung der Retina und beugt so möglichen Netzhautproblemen, wie zum Beispiel der Maculadegeneration, vor.

Auch hierzu lassen sich wieder verschiedene Übungen kombinieren.

Farbenatmen (Ü1)

Eine Übung ist das Farben atmen, was man immer wieder zwischendurch durchführen kann. Sie können dazu auf eine ansprechende Farbfläche blicken, wie beispielsweise in eine grüne Grasfläche, ein Blumenbeet oder einen Blumenstrauß oder auch in den blauen Himmel. Achten Sie darauf, dass die Sonne nicht so stark scheint, dass Sie vor ihr geblendet werden. Nun können Sie ihre Augen beim Einatmen weiten und sich dabei vorstellen, die Farben mit einzuatmen und sie durch Ihre Augen in den Körper hineinzuziehen, wie die Atemluft in die Lunge. Nun bleiben Sie für acht entspannte Atemzüge mit dem Blick auf der Farbfläche und weiten Ihre Augen bei jedem Atemzug. Ganz so wie ein staunendes Kind.

Anschließend schirmen Sie Ihre Augen mit den Händen ab und warten, welche Farberscheinungen oder Lichterscheinungen in der intensiven

Dunkelheit unter den Händen Gestalt annehmen. Sehen Sie sich in Ihrer Umgebung um und erkennen Sie, wie frisch die Farben in allen Nuancen erscheinen.

Rot-Baden und Blau-Baden (Ü2)

Eine weitere Übung ist das Rot-Baden und das Blau-Baden. Diese Übung können Sie morgens und abends durchführen. Die Übung basiert vor allem auf Erkenntnisse von Rudolf Steiner, der die Anthroposophie begründete und Erkenntnisse aus Goethes Farbenlehre übernommen hat. Nach Steiners Erkenntnis soll man morgens einmal kräftig in eine rote Farbfläche schauen, da rot die Durchblutung anregt. Nachmittags oder abends soll man dagegen in eine blaue Fläche schauen, da blau die Entschlackung fördert.

Dies ist eine Farbtherapeutische Übung zur Augenstärkung, die sich als sehr wirksam herausgestellt hat. Zum Rot- Baden am Morgen können Sie mit dem therapeutischen Gähnen, rekeln und Strecken beginnen, um den Körper und die Augen gleichermaßen zu entspannen.

Sie können sich eine Tafel mit einem roten Quadrat basteln und sie im Leseabstand oder auch etwas näher (je nachdem wie es für Sie am angenehmsten ist) vor sich halten. Dann blicken Sie bitte ohne Sehhilfe entspannt auf die rote Fläche. Es muss nicht unbedingt scharf zu sehen sein, wichtig ist dabei nur, dass sie das rot als solches erkennen und wahrnehmen. Hier ist es sogar von Vorteil, wenn die rote Farbe etwas verschwommener erscheint. Atmen Sie jetzt ein und achten bitte darauf, dass Sie die rote Farbe mit allen Sinnen wie die Luft in die Lunge mit einatmen. Bei Ausatmen sollten Sie sich nun vorstellen, dass alle Müdigkeit, Sorgen und Anspannungen tief in die Farbfläche hineinziehen. So, als ob die Farbfläche ein Brunnen wäre, der Ihre Sorgen und Ängste in sich aufnimmt.

Bewegen Sie ihren Blick innerhalb der Farbfläche ohne zu starren. Es wird immer wieder Veränderungen geben. Vielleicht springen die Ränder, die Farbe kann an den Rändern oder in der Mitte heller und dunkler erscheinen. Auch können Ränder entstehen, oder es kann hell und farbig um die Farbfläche herum leuchten. Auch andere Erscheinungen und Wahrnehmungen sind durchaus möglich. Achten Sie einfach auf ihre Wahnehmung.

Nach acht Atemzügen sollten Sie bitte auf eine graue Leerfläche blicken. Vielleicht erscheint Ihnen jetzt selbst ein tristes grau als blau und leuchtend (auch andere Farbvarianten sind möglich). Schirmen Sie die Augen anschließend mit Ihren Händen ab, denn das farbliche Nachleuchten kann hier in der Dunkelheit intensiviert werden und nach ein paar Sekunden oder Minuten in der Dunkelheit verschwinden.

Nun blicken Sie im Raum umher und beobachten, wie häufig die Farbe Rot in unterschiedlichen Nuancen wiederzufinden ist und wie intensiv Sie die Farben wahrnehmen.

Am Abend ist das Blau-Baden an der Reihe. Beginnen Sie wieder mit dem therapeutischen Gähnen, Rekeln und Strecken und basteln Sie sich eine intensive blaue Farbtafel, die Sie entspannt in Leseposition vor sich halten.

Atmen Sie ein und ö nen Sie die Augen, als ob Sie auch das Blau wieder einatmen würden wie die Luft in die Lunge. Atmen Sie aus und lassen sie die Sorgen und Anspannungen des Tages in die blaue Farbtafel verschwinden.

Dies tun Sie am besten wieder acht Atemzüge lang und blicken anschließend wieder auf eine graue Fläche. Sie können eventuelle wieder ein Nachleuchten der gleichen Farbe oder auch von rot oder gelb wahrnehmen. Schirmen Sie die Augen in einer bequemen Position ab (im Liegen oder in Rückenlage) und schauen Sie, ob Ihnen dunkle oder farbige Nachbilder erscheinen, die sich dann in ein Schwarz auflösen. Dies kann zwei bis drei Minuten andauern.

Blicken Sie im Raum umher, wie oft und in wie vielen verschiedenen Nuancen die Farbe Blau dort nun vorhanden ist.

ROT	GRAU	BLAU

MOD 7 Visuelles Gedächtnis und bildhafte Vorstellungen

Das Modul sieben, welches die Woche sieben oder den Tag sieben beinhaltet, hat zum Ziel, das visuelle Gedächtnis und die bildhaften Vorstellungen anzuregen.

Aus den bisherigen Modulen können Sie das Rot-Baden am Vormittag und das Blau-Baden am Nachmittag oder Abend sowie die gelegentli- chen Pendel- und Drehschwünge beibehalten. Darüber hinaus können Sie Ihre Lieblingsübun- gen aus den vorherigen Modulen wiederholen und die Übungen ausführen, wofür Sie in dem Moment Zeit und Lust haben und sich auch an dem richtigen Ort dafür befinden. Dafür empfeh- len sich zum Beispiel das therapeutische Gäh- nen, Rekeln und Strecken, das optische Fasten und auch das meditative Gehen und Sehen.

In diesem Modul geht es wie bereits erwähnt darum, Ihr visuelles Gedächtnis zu schulen und die bildhafte Vorstellungskraft anzuregen und zu verbessern. Denn wir sehen die Dinge bildhafter und intensiver, die wir uns gerne und oft vorstellen. Man unterscheidet beim visuellen Gedächtnis zwischen dem visuellen Kurzzeitgedächtnis und dem visuellen Langzeitgedächtnis.

Das visuelle Kurzzeitgedächtnis beinhaltet das, was im Moment des Sehens in Erinnerung bleibt und so im Gehirn die vergangenen Eindrücke mit den neuen Eindrücken verbindet. Der Lidschlag dazwischen löscht dabei wieder einzelne Erinnerungen aus, weswegen man den Lidschlag als solches meistens nicht bewusst, aber unbewusst wahrnimmt.

Das visuelle Langzeitgedächtnis enthält dagegen alles, was uns bedeutsam erschien und erscheint und so zum Beispiel auch Lerninhalte, die schon in weiter Vergangenheit liegen können. Es kann auch fortlaufend neue Bilder aufnehmen sowie alte Bilder löschen.

Die bildhafte Vorstellungsfähigkeit ist besonders beim Tagträumen aktiv und auch beim Träumen in der Nacht.

Es wird aber auch für schöpferische Tätigkeiten

in verschiedenen Berufen und Hobbys gebraucht wie zum Beispiel als Künstler, als Architekt oder auch insgesamt bei Problemlösungen.

Diese bildhafte Vorstellungsfähigkeit können wir zum Beispiel auch zur Anregung der Selbstheilungskräfte nutzen. Sowohl das visuelle Gedächtnis, als auch die bildhafte Vorstellungsfähigkeit regen den Sehvorgang an und lassen ihn intensiver, bewusster, vollständiger und entspannter werden. Dabei werden alle visuellen Gehirnressourcen aktiviert und die Seheindrücke mit allen Sinneseindrücken intensiver verbunden.

Der Sehsinn wird dabei zweierlei aktiv einmal nach innen (also im Kontakt zur Innenwelt) und so gleichermaßen nach außen (im Kontakt zur Außenwelt). Er erhält seine vollständige Aktivität als „Fenster der Seele" nur in Verbindung mit den eigenen schöpferischen und seelischen Kräften. So können wir auch ganz entspannt nach innen blicken.

Darüber hinaus sollte man immer nur bei einem

Vollspektrumlicht lesen, was dem Spektrum der Sonne nachempfunden ist und den Augen und der Sehkraft guttut. Die Übung des Sonnenlichtbadens kann man zum Beispiel auch ersatzweise vor einer Schreibtischlampe oder einer Leselampe durchführen oder auch, im besten Fall, bei einem Vollspektrumlicht, falls die Sonne nicht scheint. Hier sollte man mit geschlossenen Augen so nah, beziehungsweise so weit entfernt vom Licht sitzen, sodass das Licht durch die geschlossenen Augen gut wahrnehmbar ist. Andernfalls kann man den Körper so drehen, dass man das Licht nicht mehr bewusst wahrnimmt, sofern man die Übung des Lichtfastens beginnt.

Die Kamera (Ü1)

Die erste Übung im Modul sieben nennt sich „die Kamera“ und ist eine Übung, die man gelegentlich zwischendurch ausführen kann. Stellen Sie sich ein interessantes Bildmotiv vor. Blicken Sie dabei einfach aus dem Fenster und suchen Sie sich ein geeignetes Motiv, was Sie interessiert.

Dann schließen Sie bitte die Augen. Nun können Sie die Augenlider für den Bruchteil einer Sekunde ö nen, als ob Sie auf einer Kamera den Blitz auslösen würden. Schließen Sie die Augen danach umgehend. Können Sie sich an das erinnern, was haften geblieben ist? Und welche Farben hat Ihr Gedächtnis gespeichert?

Ö nen Sie nochmal kurz die Augen. Drücken Sie auf ihrer imaginären Kamera noch einmal ab und machen Ihre Augen sofort wieder zu. Nun fragen Sie sich: Welche Form kann ich mir mer- ken?

Und beim dritten Mal abdrücken: Wie ist die Licht- und Schattenverteilung in Ihrem Gedächtnisbild? Nun können Sie noch einmal mit o enen Augen das gesamte Bild betrachten und überlegen, woran Sie sich gut erinnern konnten. Auf diese Weise können Sie mehrere Gedächtnisfotos hintereinander knipsen. Mal eine Panoramaaufnahme, mal eine Nahaufnahme und vielleicht mal eine auf mittlerer Entfernung.

Nun können Sie die in Ihrem Geist haftenden

Erinnerungsbilder genau vorstellen und Sie können sich auch überraschen lassen, wie schnell die Erinnerungsbilder deutlicher werden. Mit etwas Übung können Sie so mehrere Gedächtnisbilder hintereinander knipsen. Vielleicht stellen Sie sich ein kleines Gedächtnisalbum zusammen um auf diesem Weg vielleicht verschiedene Eindrücke, zum Beispiel aus dem letzten Urlaub, intensiver mit nach Hause zu nehmen.

Über die Schulter blitzen (Ü2)

Die zweite Übung besteht aus einem „über die Schulter blitzen“, die man auch gelegentlich zwischendurch ausführen kann. Diese Übung kann man im Garten, im Park oder vor dem Fenster ausführen, sodass Sie ein Fenster oder ein anderes schönes Motiv im Rücken haben.

Nun können Sie mit geschlossenen Augen über Ihre Schulter blicken und ebenfalls mit einem Klick die Augen für den Bruchteil einer Sekunde ö nen und wieder schließen. Den Kopf bitte anschließend wieder mit geschlossenen Augen nach vorn drehen.

Können Sie sich an einige Details erinnern? Vielleicht ein Wolkenmuster am Himmel oder interessante oder markante Formen oder Farben? Auf diese Weise können Sie mehrmals über die linke Schulter blitzen und nach und nach mehr Erinnerungen in Ihr Gedächtnis auf- nehmen. So können Sie mit jedem Klick das Erinnerungsbild deutlicher erscheinen lassen, müssen nicht alles auf einmal betrachten, und so ihr Gehirn nicht überfordern.

Im Anschluss können Sie auf die gleiche Art und Weise mehrfach über die rechte Schulter blitzen. Im Geist können Sie die beiden geschossenen Bildausschnitte, auf der linken und der rechten Schulterhälfte, zu einem Panoramabild verbinden, anschließend können Sie sich umdrehen und genau betrachten, was Sie im Ganzen sehen. An was können Sie sich gut erinnern? Was ist vielleicht (noch) nicht in Ihrer Erinnerung gespeichert?

Auch zu empfehlen ist eine Farbtherapie für

Menschen, die sich besonders für Farben begeistern und Retinaproblemen vorbeugen wollen. Die Therapie wird mit farbtherapeutischen Farben durchgeführt. Auch bei bereits vorhandenen Netzhautproblemen, wie zum Beispiel der Maculadegeneration, ist eine Farbenkur öfter hilfreich.

Fantasiereise (Ü3)

Die Übung drei besteht aus einer Fantasiereise. Diese Fantasiereise kann man einmal täglich in der Mittagspause durchführen oder am Abend zur Entspannung oder vor dem Einschlafen. Diese Übung ist auch für Kinder besonders ansprechend und für teilweise reizüberflutete Kinderaugen sinnvoll.

Mache es Dir bequem auf Deiner Unterlage oder auf deiner Sitzgelegenheit. Lege Deine Arme bequem ab, Deine Beine und Füße sind entspannt und haben eine bequeme Position. Dein Rücken und Dein Kopf finden ebenfalls eine für Dich angenehme Haltung. Nun spüre Deinen Atem. Achte wie Dein Brustkorb sich hebt und senkt. Ein und aus. Entspannung kommt ganz allein. Alle Geräusche um dich herum fließen an Dir vorbei. Sie helfen Dir, immer mehr zu entspannen. Du hörst das Geräusch meiner Stimme. Sie entspannt Dich tiefer und tiefer. Ich zähle nun von 10 hinab auf die 1. Du erlaubst Dir, immer mehr loszulassen. Du sinkst von 10 auf 9 tiefer und lässt immer mehr los. 9 Du spürst wie eine tiefe Ruhe und Gelassenheit Dich zur 8 bringt. Ein wohliges und entspanntes Gefühl breitet sich mit der 7 aus. Tiefere Harmo- nie füllt Dich mit der 6 aus. Tiefe Stille berührt Dich. Die 5 lässt Dich weiter tiefer sinken. Die 4 hilft Dir weiter loszulassen und alles um Dich herum wird weicher und sanfter. Lass es ge- schehen mit der 3 und lass es fließen, mit der 2 bist Du gelöst und frei. Die zwei gibt dir Zeit, Zeit für dich, Zeit für Entspannung. Die 1 hilft Dir tiefer zu sinken, tiefer in deine Welt der Phanta- sie und deine Phantasiewelt fließen zu lassen.

MOD 8 Den kompletten Sehsinn beleben

Kommen wir zum achten Tag oder zur achten Woche und insgesamt zum achten Modul. Das Ziel ist es, den kompletten Sehsinn zu beleben und so ein Kurzübungsprogramm zu erlernen. Aus den bisherigen sieben Modulen können Sie alle Übungen beibehalten, die Ihnen besonders Spaß gemacht haben und guttun, und die sich auch gut in Ihren Alltag integrieren lassen.

Sie können hierbei auch die Lieblingsplätze für Ihre Übungen finden, wie zum Beispiel einen bestimmten Weg im Park oder ein Fenster, wo Sie ins Grüne schauen können.

In diesem Modul geht es somit vorwiegend darum, ein alltagstaugliches Übungspaket zu finden und das, was Ihnen gutgetan hat, beizubehalten und so mit geringem Zeitaufwand die gute Sehkraft beizubehalten.

Zusammenstellung ausgewählter Übungen (Ü1)

Nun kommen wir zur Übung eins, was den Rückblick beinhaltet. Sie haben im **ersten** Modul die Augen als Teil des Körpers erlebt und auch belebt und gezielt entspannt. Hierbei haben Sie vor allem das therapeutische Gähnen, Rekeln und Strecken angewandt und die Qualität von Licht und Dunkelheit beim Sonnenlichtbaden und beim optischen Fasten zur Regeneration und Steigerung der Sehkraft angewandt.

Daraufhin aufbauend haben Sie im **zweiten** Modul Übungen angewandt, die die Beweglichkeit Ihrer Augenmuskeln verfeinern und auch entspannen. Hierbei haben Sie Schlangenlinien gezeichnet, Objekte mit dem Nasenpinsel umrandet und auch den Pendelschwung eingeübt.

Im **dritten** Modul haben Sie das Gesichtsfeld erweitert und den o enen und schauenden Blick und auch den Wechsel zwischen den beiden Sehweisen des Gehirns belebt. Durch die Übung der Ziehharmonika und den Drehschwung sowie des Gesichtskitzelns aber auch durch das meditative Gehen und Sehen.

Im **vierten** Modul folgte dann das Training der Nah- und Ferneinstellungen der Augen mit der Augenklopfmassage und auch der Blickstafette.

Im **fünften** Modul haben Sie dann das beidäugige Sehen trainiert und so die Gehirnleistung und die verschmelzenden Eindrücke der beiden Augen bewusst gemacht und dabei auch gefördert. Die Übungen halfen zum Auflockern der Augen und des gesamten Körpers und das Daumentor machte unter anderem bewusst, ob es ein dominantes Auge gibt und ob man beidäugig fokussiert, und ob Sie überhaupt ein dominantes Auge haben.

Im **sechsten** Modul haben Sie dann das Farbsehen intensiviert und so Übungen zur farbtherapeutischen Augenstärkung (insbesondere der Netzhaut) durchgeführt. Dies wurde mithilfe der Rot-Badens und des Blau-Badens geübt. Nun können Sie für sich selbst reflektieren, wie Ihre Erlebnisse damit waren.

Im **siebten** Modul haben Sie dann schließlich das visuelle Gedächtnis und die bildhafte Vorstellungsfähigkeit mit den Übungen der Kamera und der Fantasiereise angeregt.

Nun können Sie reflektieren, ob beim Lesen der Zusammenfassung innere Bilder auftauchen und ob Sie sich an bestimmte Erlebnisse beim Üben erinnern. Schließen Sie die Augen und lassen Sie ihre Erfahrungen mit den Übungen Revue passieren. Blättern Sie in Ihren Erinnerungen wie in einem alten Fotoalbum und suchen Sie sich die Erinnerungen und Übungen darin aus, die Ihnen am meisten Freude bereitet haben und sich am besten in Ihren Alltag integrieren lassen.

Stellen Sie sich vor, dass Sie die ausgewählten Übungen in einen Ko er packen, der Ihr „Alltagsübungsko er" für die kommenden Tage und Wochen wird. Hier ist es sinnvoll, eher weniger als zu viele Übungen einzupacken. Es wird empfohlen, etwa vier Übungen einzupacken.

Darüber hinaus können Sie auch eine eigene „Eselsbrücke" entwerfen, um Ihre vier ausgewählten Übungen besser zu merken. So könnten Sie Ihre Eselsbrücke einfach auf Ihr Smartphone aufnehmen und bei Bedarf vertont oder schriftlich wiedergeben lassen.

So entspannen Sie sich zwischendurch immer mal wieder und scha en sich Ihre kleine persönliche Auszeit aus dem Alltag.

Kombi-Kurzprogramm (Ü2)

Übung zwei beinhaltet nur ein mögliches Kurzprogramm für Ihren Alltag, in dem Sie die Funktionen Ihres Sehsinns in **circa vier Minuten** beleben können. Dafür sollten Sie wieder eine bequeme Position im Stehen oder im Sitzen einnehmen. Ihre Sehhilfe benötigen Sie dafür nicht. Nun ö nen Sie ein Fenster oder gehen Sie ins Freie an die frische Luft und atmen Sie einige Male tief durch.

Im **ersten** Moment sollten Sie bei sich ankommen. Ihre Augen schließen und die Füße ganz bewusst auf dem Boden wahrnehmen. Belasten Sie bitte abwechselnd den linken und den rechten Fuß sowie die Außenseite und die Innenseite der Füße. Stellen Sie sich vor, Sie wären barfuß am Strand und Ihre Füße sinken in den Sand ein.

Im **zweiten** Augenblick halten Sie die Augen weiterhin geschlossen und klopfen mit Zeigefinger und Daumen behutsam um die Augen rum. Auf die Schläfen, den Kieferknochen und auch auf die Nasenhöhlen. Anschließend können Sie die Schläfen kreisend massieren und sich wie nach dem Schlaf räkeln und strecken. Ö nen Sie die Augen und blicken Sie in die Ferne.

Im **dritten** Augenblick bewegen Sie ihren Kopf leicht von einer Seite zur anderen, entspannen dabei auch Ihren Kopf und Ihre Schultern, und spüren, wie sich auch Ihre Augen langsam entspannen. Ö nen und schließen Sie ihre Augen wieder schnell hintereinander, so als ob Sie ein Foto knipsen wollen. Sie lassen dabei diesmal alle Seheindrücke an sich vorbeiziehen. Ihre Augen werden dabei feuchter.

Im **vierten** Augenblick scha en Sie sich Raum

und weiten Ihr Blickfeld. Sie führen ihre rechte Hand nach oben über Ihren Kopf und schauen Ihrer Hand nach. Wechseln Sie die Seite. Strecken Sie anschließend beide Hände nach vorne aus und blicken in die Weite. Greifen Sie mit den Armen weiter um sich. Spüren Sie, wie sich auch Ihre Schultermuskulatur bewegt und gähnen Sie.

Im **fünften** Augenblick legen Sie wieder wie bei der Blickstafette zwischen sich und dem Horizont fünf Stationen fest. Nun erlauben Sie ihren Augen ohne Eile bewusst von Station zu Station zu wandern einige Male vor und einige Male zurück. Sie spüren Ihre Augenmuskeln.

Im **sechsten** Augenblick aktivieren Sie Ihre Gehirnhälften. Stellen Sie sich dafür vor, dass sich an Ihrer Nasenspitze ein Taktstock befindet. Nun benutzen Sie diesen imaginären Taktstock, um viele kleine und große Achten im Raum nachzuzeichnen. Beginnen Sie die Übung links oben. Sie merken dabei, wie sich Ihr Nacken lockert und die Augen besser durchblutet werden.

Im **siebten** Augenblick genießen Sie bitte ein Farbenbad. Dafür lassen Sie ihren Blick auf einer schönen farbigen Fläche zur Ruhe kom- men. Atmen Sie die Weiten und die Farben ein. Beim Ausatmen senken Sie den Blick in die Farbe hinein. Führen Sie diese Übung acht Atemzüge lang aus. Genießen Sie ebenfalls die Kraft und die Schönheit der Farben.

Im **achten** Moment ruhen Sie. Sie reiben Ihre Handflächen aneinander, legen die gewölbten Hände über die geschlossenen Augen und entspannen Sie sich. Genießen Sie bewusst die Dunkelheit. Üben Sie dies acht Atemzüge lang. Ihre Augen kommen dabei zur Ruhe. Nehmen Sie die Hand von den Augen und entdecken Ihre visuelle Umgebung neu.

Kleiner Tipp: Brillenträger lassen ihre Brille meist überall liegen. Tun Sie dies einfach mit Farbtafeln und verstreuen Sie sie überall im Raum. Wenn Sie an ihnen vorbei gehen, werden Sie so automatisch an die Übungen erinnert und können Sie sofort ausführen. Nun wünschen wir Ihnen Erfolg bei der Durchführung!

Als Dankeschön ein Geschenk für Dich

Ein kostenloses Produkt Ihrer Wahl

Bist du mit diesem Ratgeber zufrieden und konnten wir dir mit nützlichen Informationen weiterhelfen?

Dann möchten wir dich gern mit einem weiteren Ratgeber deiner Wahl kostenlos belohnen.

Als Ausgleich freuen wir uns, wenn du deine Zufriedenheit auf Amazon teilst.

Als Dankeschön erhältst du deinen Wunschtitel als Print oder Ebook postwendend per Post.

So einfach geht´s:

1) Verfasse eine Kurzbewertung (2-3 Sätze mit Überschrift würden schon ausreichen) über den vorliegenden Ratgeber „Sehstärke verbessern 8.0“ von Mareike Grebe.

2) Besuche dann auf Amazon die Artikel-

seite von „Sehstärke verbessern 8.0“ (Autorin Mareike Grebe) und gib auf dieser Seite einfach deine Rezension ab. Über eine positive Rezension freuen wir uns natürlich besonders :-)

3) Nun wählst du auf www.verlag-buch.de deinen gewünschten Titel aus.

4) Kopiere anschließend die Überschrift deiner auf Amazon abgegebenen Rezension und sende sie zusammen mit deinem Titelwunsch und deiner Anschrift an:

   info@verlag-buch.de

Gescha t! In Kürze erhältst du deinen Wunschtitel über den postalischen Versandweg (oder per eMail) an deine angegebene Anschrift.

Vielen Dank und weiterhin viel Freude mit weiteren nützlichen Infos aus deinem nächsten Ratgeber.

Dein Verlag BUCH 😊

Literatur- und Quellenangaben

Angart, Leo (2016): Vergiss deine Brille. Mit e ektiven und gezielten Übungen zurück zur natürlichen Sehkraft. 16. Aufl..

Hätscher-Rosenbauer, Wolfgang (2017): Kleine Augenschule. Übungen und Tipps für gesundes und lebendiges Sehen. 2. Aufl..

Libermann, Jakob (2000): Natürliche Gesundheit für die Augen. Sehstörungen beheben, die Sehkraft verbessern.

www.youtube.com/watch?v=IUX7SQgJDjM
www.youtube.com/watch?v=99WEZ4LnPxo
www.youtube.com/watch?v=ctGrnf8hm20 www.
youtube.com/watch?v=UFal96PDvPk www.
youtube.com/watch?v=GKNw_umuETY

www.hierfindichwas.de/kinder/einleitungen-fuer-phantasiereisen-3-varianten/

www.orthomol.com/de-de/anwendungsgebiete/augen/augengesundheit

www.optikunde.de/farbe/blau.php

www.optikunde.de/farbe/rot.php

www.hmtm-hannover.de/
fileadmin/mount/pdf/Personalrat/ Augentrai-
ning_Handout.pdf

www.chefkoch.de/rezepte/3040271456675713/I
ngwer-Vitamin-Smoothie.html

www.chefkoch.de/rezepte/3049601457541508/V
itamin-Smoothie.html

www.gutekueche.at/apfel-karotten-smoothie-
rezept-18390

www.chefkoch.de/rezepte/2918641444160555/
Moehren-Gurke-Apfel-Smoothie-mit- Kurkuma.
html

www.kuechengoetter.de/rezepte/safran-ananas-
smoothie-88637

www.kuechengoetter.de/rezepte/bananen-
safran-lassi-76327

Weitere Titelempfehlungen

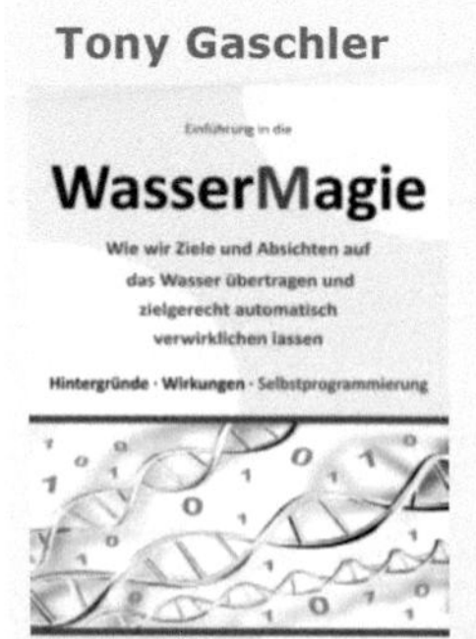

WasserMagie

Wie wir Ziele und Absichten auf das Wasser übertragen und zielgerecht automatisch verwirklichen lassen.

Hintergründe, Wirkungen und Selbstprogrammierung

Das Wasser hat außerordentliche und geradezu magische Eigenschaften und Fähigkeiten. Wasser ist nicht nur unser wichtigstes Lebensmittel und unser bedeutendster Energieträger.

Wasser hat auch ein Gedächtnis und es kann Informationen empfangen, verstehen, speichern, verarbeiten und in Form von elektromagnetischen Strahlen auf die Umgebung wieder aus- senden und übertragen. Darüber gibt es nach dem heutigen Wissen der internationalen Wasserforscher nicht den geringsten Zweifel.

Die WASSERMAGIE - auch WASSERKOMMUNIKATION genannt - kann uns dabei sehr hilfreich sein, denn WIR SELBST haben die Macht und Fähigkeit, Informationen auf das Wasser zu übertragen.

In diesem Buch von Tony Gaschler erfährst du, wie du gewünschte Informationen wie Absichten, Ideen und Ziele durch das Trinken des informierten Wassers auf das Selbstorganisations-System übertragen kannst, die sich nach erfolgreicher Übertragung völlig unbewusst und automatisch verwirklichen. <u>Und das Unglaublichste dabei ist, dass die Wassermagie auch dann wirkt, wenn wir nicht daran glauben!</u>

Mehr Informationen unter www.verlag-buch.de

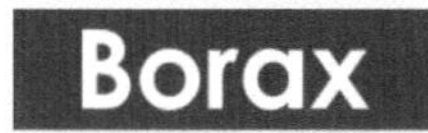

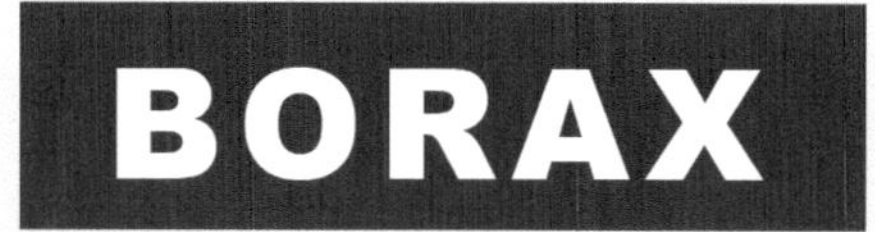

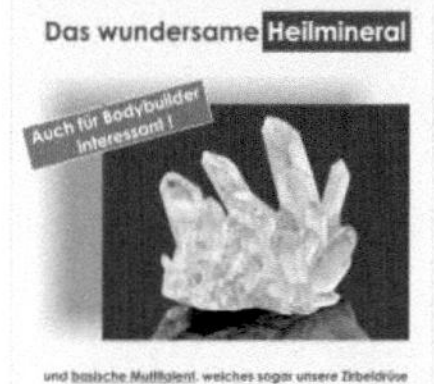

Das wundersame Heilmineral und basische Multitalent, welches sogar unsere Zirbeldrüse aktivieren, Testosteron steigern, Schwermetalle ausleiten oder unsere Sehkraft verbessern kann.

Das natürlich vorkommende Mineral Bor (auch Borax genannt) wirkt stark basisch und hat im gelösten Zustand einen pH-Wert von 9. Das Mineral wirkt äußerlich wie innerlich desinfizierend, insbesondere gegen Pilze und Viren.

<u>1) OSTEOPOROSE und ARTHROSE:</u> Warum ist Bor für gesunde Knochen, Zähne, Gelenke und Knorpelzellen unverzichtbar? Wie regelt Bor den Stoffwechsel von Kalzium, Magnesium und Phosphor und schafft es, gelöste Nährstoffe (wieder) in den entsprechenden Körperstellen einzulagern, und zwar dort wo sie benötigt werden?

<u>2)TESTOSTERON und ÖSTROGENE:</u> Bor beeinflusst den Stoffwechsel von Steroidhormonen, besonders den der Sexualhormone. Bei Männern erhöht es den Testosteronspiegel, bei Frauen in den Wechseljahren den Östrogenspiegel. Eine Studie zeigt auf, wie der Blutspiegel von freiem Testosteron um ein Drittel angestiegen ist. Für Kraftsportler ist das besonders interessant!

<u>3)ZIRBELDRÜSE, VERKALKUNG, ENTGIFTUNG</u>
Wie Bor hilft die Zirbeldrüse, Eierstöcke und weitere Körperbereiche von Verkalkungen und angesammelten Schwermetallen zu befreien.

In diesem Buch erfährst du alles Wichtige über Vorkommen, Gewinnung, Verarbeitung, Inhaltsstoffe, Anwendungsgebiete, Wirkungsweise und Dosierung.

Mareike Grebe

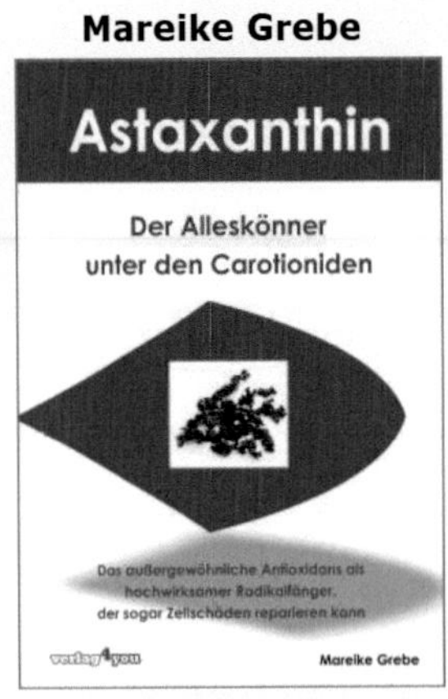

Astaxanthin

Der Alleskönner unter den Carotioniden. Das außergewöhnliche Antioxidans als hochwirksamer Radikalfänger, der sogar Zellschäden reparieren kann.

Wir können es gar nicht oft genug betonen, welche wunderbaren Gaben die Natur uns zu schenken vermag.

Und so ist auch Astaxanthin ein besonders wirksamer Nährstoff, der nicht nur der Pflanzen- und Tierwelt sondern auch uns Menschen in vielen Belangen einen großen Nutzen bietet.

Als Radikalfänger ist dieses Carotinoid mit Abstand das STÄRKSTE ANTI-OXIDANS, das freie Radikale schnell eliminiert und somit einen hervorragenden Zellschutz bietet.

Dieses geniale rotfarbige Naturtalent hat aber noch viel mehr wertvolle Eigenschaften, die uns in puncto Gesundheit, Vitalität, Leistungssteigerung, Allgemeinbefinden, Libido sowie Zellschutz, Hautverjüngung und ANTI AGING sehr zu Gute kommen!

1) Warum wirkt Astaxanthin auch gegen UV-STRAHLUNG und ist somit ein idealer SONNENSCHUTZ und begünstigt darüber hinaus die Produktion von Vitamin D3?

2) Welche Erkenntnisse und Erfahrungsberichte gibt es über den Einfluss von Astaxanthin auf das ERBGUT unserer DNS?

3) ACHTUNG! Welche Formen von Astaxanthin gibt es und wie muss es verarbeitet sein, damit es seine ursprüngliche Wirkung beibehält?

In diesem Buch erfährst du alles Wichtige über Sorten, Vorkommen, Gewinnung, Verarbeitung, Inhaltsstoffe, Wirkungsweise sowie über Anwendungsgebiete und Dosierung

Weitere Informationen siehe www.verlag-buch.de

Lydia Auer

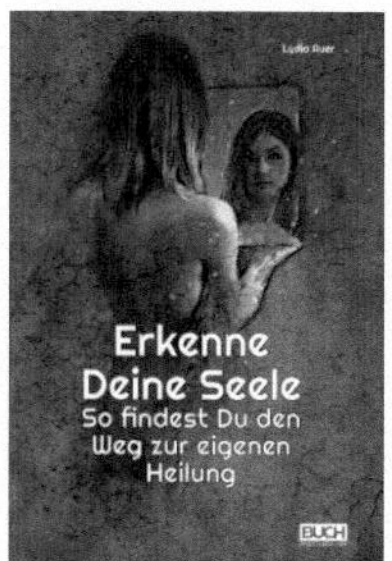

Erkenne deine Seele

So findest du den Weg zur inneren Heilung

Dem Leben eine neue Richtung geben und lernen, es positiv anzunehmen – darum geht es in diesem Buch!

Die Autorin Lydia Auer, Lebens- und Sozialberaterin sowie Coach für systemische Familienaufstellung zeigt auf, dass auch Spiritualität ein bodenständiges Werkzeug sein kann und es immer um die Liebe zu sich selbst geht, die Liebe zum eigenen Leben und die Liebe zur geistigen Welt.

Das Buch vermittelt Basiswissen über die unterschiedlichsten Selbstfindungstechniken, ebenso wie Übungen und Möglichkeiten der Selbsterfahrung in Form von Meditationen, die es zu jedem Thema und Schwerpunkt gibt.

Burnout, Panikattacken, Krankheiten, mangelndes Selbstwertgefühl und viele daraus entstandene Probleme konnten durch den Weg der Heil- und Selbsterkennung dauerhaft gelöst werden, denn jedes Problem kann auch eine Chance sein – eine Chance für einen Neubeginn und wiedergewonnene Lebensfreude.

Das Buch beinhaltet zwanzig gesprochene Meditationen als MP3 zum Herunterladen und Vertiefen.

Weitere Informationen dazu unter www.verlag-buch.de

Kolloidales Gold

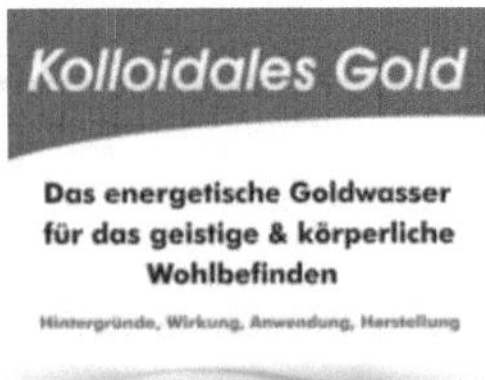

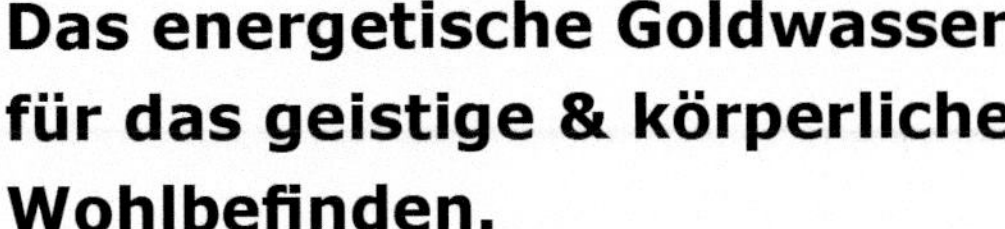

Das energetische Goldwasser für das geistige & körperliche Wohlbefinden.

Gold ist seit Jahrtausenden das begehrteste Metall der Menschen. Gold macht im wahrsten Sinne des Wortes glücklich. Kolloidales Gold packt das Übel an der Wurzel: Unser Gehirn wird durch Gold besser durch-blutet, gibt "Glückshormone" frei und kann die Gehirnfunktion effektiv steigern. Wissenschaftliche Untersuchungen zeigen, dass Gold auf den IQ stimulierend wirkt und sogar den **IQ-Wert** erhöhen kann.

Kolloidales Gold verbessert die Sinneswahrnehmung aller Sinne, was wahrscheinlich auf die aktivierte Sauerstoffaufnahme des Gehirns zurückzuführen ist. Auffassungsgabe und Lernfähigfähigkeiten nehmen zu und schulischen Leistungen werden besser.
Die allgemeine Leistungsfähigkeit wird erhöht.

Bereits Paracelsus schrieb im 16. Jahrhundert:

"Unter allen Elixieren ist das Gold das höchste und das wichtigste für uns (...) Das Gold kann den Körper unzerbrechlich erhalten, (...) Trinkbares Gold heilt (...) alle Krankheiten, es erneuert und stellt wieder her."

Erfahre alles über die Hintergründe, Wirkung, Anwendung, Erfolgsberichte, Herstellung sowie über empfohlende Bezugsquellen für das hochwertieg Trinkgold.

Weitere Informationen dazu unter www.verlag-buch.de